JUGOS Y BATIDOS MEDICINALES PARA UNA VIDA SALUDABLE

Medicina natural

Jesús Ramirez

Tabla de contenido

INTRODUCCIÓN

Este libro es una odisea por el fascinante mundo de los jugos curativos, una exploración que fusiona la antigua sabiduría de la medicina tradicional con los descubrimientos científicos más recientes sobre la relación entre la nutrición y la salud. Cada página es una invitación a descubrir la magia contenida en frutas, verduras, hierbas y especias, todos ellos ingeniosamente combinados para desencadenar beneficios específicos en nuestro cuerpo.

Desde jugos que revitalizan el sistema inmunológico hasta elixires que promueven la salud digestiva, esta colección abarca un espectro completo de recetas diseñadas para abordar los diversos aspectos de nuestro bienestar. Los ingredientes, cuidadosamente seleccionados por sus propiedades medicinales, se convierten en protagonistas en la narrativa de nuestro propio camino hacia la vitalidad y la armonía interna.

A través de estas páginas, te invito a sumergirte en el arte de crear y disfrutar de jugos medicinales que nutren no solo nuestro cuerpo, sino también nuestra mente y espíritu. Cada receta es más que una mezcla de sabores; es una sinfonía de nutrientes diseñada para fortalecernos desde adentro, brindándonos la energía y vitalidad necesarias para abrazar plenamente la vida.

Prepárate para descubrir el poder curativo que reside en tu cocina y experimenta cómo cada sorbo se convierte en un acto consciente de amor propio. ¡Bienvenido a un viaje que transformará no solo tus hábitos alimenticios, sino tu perspectiva sobre la nutrición y el bienestar!

JUGO DETOX PARA IMPULSAR TU PÉRDIDA DE PESO

Ingredientes:

1 pepino
1 limón
1 manzana verde
1 puñado de espinacas
1 rodaja de piña
1 trozo de jengibre

Beneficios:

Pepino: Hidratación, bajo en calorías que lo convierte en una opción excelente para aquellos que buscan mantener o perder peso, propiedades diuréticas que pueden ayudar a reducir la retención de líquidos.

Limón: Rica fuente de vitamina C, puede ayudar a la digestión y dar sabor refrescante al jugo.

Manzana verde: Contiene fibra para la saciedad, baja en calorías, proporciona dulzura natural al jugo.

Espinacas: Baja en calorías, rica en nutrientes como vitaminas A y C, y fibra que contribuye a la sensación de saciedad.

Piña: Contiene enzimas digestivas como la bromelina, que puede ayudar en la digestión de proteínas y favorecer la salud digestiva, ademas aporta un toque dulce y refrescante.

Jengibre: Propiedades antiinflamatorias, puede ayudar a mejorar la digestión, y se cree que tiene efectos metabólicos que podrían contribuir a la pérdida de peso.

Preparación:

Lava bien todos los ingredientes, pela el pepino y el limón. Corta la manzana en trozos, asegurándote de quitar el corazón y las semillas, corta el jengibre en trozos más pequeños para facilitar el licuado.
Coloca todos los ingredientes preparados en una licuadora, exprime el jugo del limón sobre los ingredientes en la licuadora. Agrega agua según tu preferencia para la consistencia del jugo, puedes comenzar con 1 taza y ajustar según sea necesario.

Mezcla todos los ingredientes a alta velocidad hasta obtener una mezcla suave y homogénea, esto puede llevar unos minutos.

Vierte el jugo en un vaso, puedes decorar con una rodaja de limón o pepino en el borde del vaso si lo deseas.
Bebe el jugo inmediatamente para obtener los máximos beneficios nutricionales y el mejor sabor.

Recuerda que la frescura de los ingredientes y la higiene durante la preparación son fundamentales para obtener los máximos beneficios. ¡Espero que lo disfrutes!

Frecuencia de uso:

Ocasionalmente: Si estás buscando aprovechar los beneficios nutricionales del jugo y disfrutar de su sabor refrescante, pero no tienes un objetivo específico de pérdida de peso, puedes tomarlo ocasionalmente, como una opción de bebida saludable.

Como parte de una rutina de desintoxicación o dieta: Algunas personas eligen seguir programas de desintoxicación o dietas específicas que incluyen jugos. En este caso, podrías consumir este jugo como parte de un programa más amplio, pero es importante asegurarte de que sea sostenible y equilibrado.

Como reemplazo de una comida ocasional: Si estás utilizando el jugo como parte de una estrategia para reducir la ingesta calórica, podría considerarse como un reemplazo ocasional de una comida, especialmente si se combina con una dieta equilibrada.

No como sustituto de comidas regulares: Aunque este jugo puede tener beneficios nutricionales, no debe usarse como sustituto constante de comidas regulares. Las comidas completas proporcionan una gama más amplia de nutrientes esenciales.

Escucha a tu cuerpo: Presta atención a cómo responde tu cuerpo al consumo del jugo, si experimentas malestar gastrointestinal, ajusta la frecuencia o la cantidad.

Consulta a un profesional de la salud: Antes de realizar cambios significativos en tu dieta o adoptar rutinas de consumo frecuentes, especialmente si tienes condiciones de salud específicas, es aconsejable consultar a un profesional de la salud o un nutricionista.

Este jugo es ideal como parte de un desayuno saludable o como una bebida refrescante durante el día.
Recuerda que, mientras que los jugos pueden ser una forma deliciosa de obtener nutrientes adicionales, es crucial mantener un enfoque equilibrado y variado en la dieta.

JUGO QUEMAGRASAS PARA ENERGÍA Y VITALIDAD

Ingredientes

1 toronja
1 pepino
Un puñado de hojas de menta fresca
Agua (la cantidad que desees)

Beneficios:

Toronja: Contiene enzimas como la naringenina, que se ha asociado con la activación de enzimas que ayudan a quemar grasa y mejorar el metabolismo.
Es una fruta baja en calorías y alta en contenido de agua, lo que la convierte en una opción refrescante y saciante. Rica en vitamina C, un antioxidante que puede respaldar la salud inmunológica y combatir el estrés oxidativo.
Pepino: Tiene un alto contenido de agua, lo que contribuye a la hidratación y ayuda a mantener el equilibrio hídrico del cuerpo. Es bajo en calorías lo que lo convierte en una opción ideal para quienes buscan perder peso o mantenerse en forma.
La fibra presente en el pepino puede favorecer la digestión y contribuir a la sensación de saciedad.
Menta: Tiene propiedades que pueden calmar el sistema digestivo, aliviando posibles molestias como la hinchazón y mejorando la digestión. El aroma fresco de la menta puede mejorar la experiencia del jugo, haciendo que sea más agradable y apetecible.

Los beneficios mencionados son generales y pueden variar según la persona y su salud en general. Siempre es recomendable consultar con un profesional de la salud o un nutricionista antes de realizar cambios significativos en la dieta.

La combinación de estos ingredientes proporciona una variedad de nutrientes esenciales, pero es importante destacar que ningún alimento o jugo tiene el poder de quemar grasa por sí solo. La pérdida de peso saludable implica un enfoque holístico que incluye una dieta equilibrada, ejercicio regular y hábitos de vida saludables

Preparación:

Pela la toronja y separa los gajos, asegurándote de quitar las semillas, pela el pepino y córtalo en rodajas, lava las hojas de menta fresca bajo agua fría.

Coloca los gajos de toronja, las rodajas de pepino y las hojas de menta en la licuadora. Licua a alta velocidad hasta obtener una mezcla suave y homogénea, si prefieres una textura más líquida, puedes agregar agua según tus preferencias.

Prueba el jugo y ajusta según tus preferencias, si es necesario, puedes agregar más hojas de menta para intensificar el sabor fresco.

Vierte el jugo en un vaso y sírvelo inmediatamente, puedes agregar hielo para que quede mas refrescante si lo prefieres. Puedes decorar el borde del vaso con una rodaja de toronja o una ramita de menta para presentación adicional.

Frecuencia de uso:

Como complemento refrescante: Puedes disfrutar de este jugo como un complemento refrescante en días calurosos o cuando tengas antojo de una bebida sabrosa y baja en calorías.

Como parte de una rutina de pérdida de peso: Si estás utilizando este jugo como parte de una estrategia de pérdida de peso, considera tomarlo una vez al día o en días específicos como un sustituto saludable para otras bebidas con calorías.

Días de detox o limpieza: Algunas personas eligen incluir jugos como este en días de detox o limpieza, tomando varias porciones a lo largo del día. Sin embargo, es importante no depender únicamente de jugos para la nutrición a largo plazo.

Escucha a tu cuerpo: Presta atención a cómo responde tu cuerpo. Si te sientes bien después de tomar el jugo y disfrutas de los beneficios, puedes ajustar la frecuencia según tus preferencias.

Consultar con un profesional de la salud: Si tienes condiciones médicas específicas, estás embarazada o estás tomando medicamentos, es recomendable consultar con un profesional de la salud antes de incorporar cambios significativos en tu dieta..

Este jugo refrescante y bajo en calorías es ideal para mantenerse hidratado y puede ser una opción deliciosa como parte de tu enfoque de bienestar general.

SMOOTHIE DIGESTIVO TU ALIADO NATURAL CONTRA EL ESTREÑIMIENTO

Ingredientes:

1 taza de ciruelas pasas
1 taza de yogur natural sin azúcar
1 plátano maduro
1 cucharada de semillas de chía
1 cucharadita de jengibre fresco rallado
1 taza de agua o leche sin azúcar

Beneficios:

Ciruelas pasas: Son ricas en fibra, sorbitol y compuestos naturales que actúan como laxantes suaves, ayudando a aliviar el estreñimiento.

Yogur natural sin azúcar: Contiene probióticos que fomentan la salud intestinal al promover el crecimiento de bacterias beneficiosas, mejorando la digestión y la regularidad.

Plátano maduro: Fuente de fibra soluble y potasio, que puede ayudar a regular la función intestinal y prevenir el estreñimiento.

Pera: Rica en fibra, especialmente pectina, que agrega volumen a las heces y ayuda en el movimiento intestinal.

Semillas de chía: Son una excelente fuente de fibra, tanto soluble como insoluble, y forman un gel cuando se mezclan con líquidos, lo que puede ayudar en la regulación del tránsito intestinal.

Jengibre fresco rallado: Contiene gingerol con propiedades antiinflamatorio y digestivas.

Preparación:

Si las ciruelas pasas tienen hueso retíralo, pela y corta la pera y el plátano en trozos más pequeños para facilitar la mezcla, ralla el jengibre fresco.
Coloca las ciruelas pasas en un recipiente y cúbrelas con agua, déjalas en remojo durante al menos 30 minutos o hasta que estén suaves.

En una licuadora, coloca las ciruelas pasas escurridas, el yogur, el plátano, la pera, las semillas de chía y el jengibre rallado, agrega una parte del agua o leche, mezcla a baja velocidad para evitar salpicaduras iniciales.
Aumenta gradualmente la velocidad de la licuadora y agrega el resto del agua o leche según sea necesario para alcanzar la consistencia deseada. Continúa mezclando a alta velocidad hasta que la mezcla esté suave y homogénea.
Prueba el smoothie y ajusta la consistencia añadiendo más agua o leche si es necesario.
Vierte el smoothie en un vaso y sirve de inmediato.

Recuerda que además de este smoothie, mantener una hidratación adecuada y una dieta rica en fibras provenientes de frutas, verduras y granos enteros también es crucial para aliviar el estreñimiento. ¡Espero que lo disfrutes!

Frecuencia de uso:

Ocasionalmente: Si estás buscando un alivio ocasional para el estreñimiento o simplemente deseas disfrutar de este smoothie por sus beneficios para la salud digestiva, puedes tomarlo ocasionalmente, como dos o tres veces por semana.

Como parte de una rutina de salud digestiva: Si estás trabajando para mejorar la salud de tu sistema digestivo, puedes incluir este smoothie como parte de una rutina regular, por ejemplo, tres o cuatro veces por semana.

Según tus necesidades: La frecuencia ideal puede depender de tu respuesta individual. Si encuentras que el smoothie es efectivo y te sientes bien al tomarlo, puedes ajustar la frecuencia según tus necesidades y preferencias.

Escucha a tu cuerpo: Presta atención a cómo responde tu cuerpo al smoothie. Si experimentas algún malestar gastrointestinal o cambios en los hábitos intestinales, ajusta la frecuencia o la cantidad.

Como parte de una dieta equilibrada: Este smoothie debe ser considerado como parte de una dieta equilibrada y no como un sustituto de comidas completas. Asegúrate de obtener una variedad de nutrientes de diversas fuentes alimenticias.

Consulta a un profesional de la salud: Antes de realizar cambios significativos en tu dieta, especialmente si tienes condiciones de salud específicas, es recomendable consultar con un profesional de la salud o un nutricionista.

Este smoothie es ideal para disfrutarlo en el desayuno o como una merienda saludable.

Es importante recordar que los smoothies por sí solos, no deben ser la única solución para problemas digestivos. Mantener una dieta equilibrada, rica en fibras y nutrientes esenciales, junto con una hidratación adecuada y actividad física regular, es fundamental para la salud digestiva.

JUGO ENERGIZANTE PARA POTENCIAR TU MENTE

Ingredientes:

1 taza de arándanos
1 plátano
1 aguacate
1 zanahoria
1 cucharada de semillas de chía
1 taza de espinacas

Beneficios:

Arándanos: Ricos en antioxidantes, especialmente antocianinas, que han demostrado tener propiedades neuroprotectoras y mejorar la función cerebral, también pueden ayudar a mejorar la memoria y la cognición.

Plátano: Fuente de potasio que es esencial para la función cerebral y la transmisión de señales nerviosas. Además, contiene vitamina B6, que está involucrada en la síntesis de neurotransmisores.

Aguacate: Rico en grasas saludables, especialmente ácidos grasos omega-3 y vitamina E, que pueden apoyar la salud cerebral y la función cognitiva.

Zanahoria: Contiene betacaroteno, que se convierte en vitamina A en el cuerpo. La vitamina A es esencial para la función cerebral, incluida la visión y la memoria.

Semillas de chía: Altas en ácidos grasos omega-3, que son fundamentales para la salud cerebral y la función cognitiva. También proporciona fibra que regula el azúcar en la sangre.

Espinacas: Fuente de ácido fólico, un nutriente importante para la salud cerebral, también contiene antioxidantes.

Estos ingredientes combinados proporcionan una variedad de nutrientes esenciales que pueden beneficiar la salud cerebral, la función cognitiva y la protección contra el estrés oxidativo. Es importante recordar que una dieta equilibrada y variada, junto con un estilo de vida saludable, contribuye de manera integral a la salud cerebral a largo plazo.

Preparación:

Lava bien todos los ingredientes, pela el plátano y el aguacate, y corta todos los ingredientes en trozos más pequeños para facilitar el licuado.
Coloca los arándanos, el plátano, el aguacate, la zanahoria, las semillas de chía y las espinacas en una licuadora.
Agrega agua según tu preferencia para la consistencia del jugo. Puedes comenzar con 1 taza de agua y ajustar según sea necesario.

Mezcla todos los ingredientes a alta velocidad hasta obtener una mezcla suave y homogénea, asegúrate de que todas las partes estén bien incorporadas, si prefieres más líquido puedes agregar más agua y mezclar nuevamente.

Prueba el jugo y ajusta según tus preferencias personales. Si deseas más dulzura, puedes agregar un poco de miel o edulcorante natural. Vierte el jugo en un vaso y sírvelo inmediatamente para aprovechar al máximo los nutrientes.

Recuerda que la frescura de los ingredientes y la higiene durante la preparación son esenciales para obtener los máximos beneficios. ¡Espero que lo disfrutes!

Frecuencia de uso:

Ocasionalmente: Si estás buscando un impulso ocasional para la salud cerebral o simplemente deseas disfrutar de este jugo por sus beneficios nutricionales, puedes tomarlo ocasionalmente, como dos o tres veces por semana.

Como parte de una rutina regular: Si estás trabajando de manera constante en mejorar la salud cerebral y la función cognitiva, puedes incorporar este jugo como parte de una rutina regular, por ejemplo, tres o cuatro veces por semana. **Durante períodos de mayor necesidad:** Puedes considerar aumentar la frecuencia durante períodos de mayor estrés, actividad mental intensa o cuando sientas que necesitas un impulso adicional para la concentración y la energía.

Escucha a tu cuerpo: Presta atención a cómo responde tu cuerpo al jugo, si te sientes bien y experimentas beneficios, puedes ajustar la frecuencia según tus necesidades.

Como parte de una dieta equilibrada: Este jugo debe ser considerado como parte de una dieta equilibrada y no como un sustituto de comidas completas. Asegúrate de obtener una variedad de nutrientes de diversas fuentes alimenticias.

Consulta a un profesional de la salud: Antes de realizar cambios significativos en tu dieta, especialmente si tienes condiciones de salud específicas, es recomendable consultar con un profesional de la salud o un nutricionista.

Este jugo es ideal para disfrutarlo en la mañana como parte de un desayuno equilibrado o como una merienda refrescante durante el día.

ELIXIR COGNITIVO PARA POTENCIAR TU MENTE

Ingredientes:

1 taza de arándanos frescos
1 taza de espinacas frescas
1 aguacate maduro
Un puñado de nueces
Agua (al gusto para ajustar la consistencia)

Beneficios:

Arándanos: Ricos en antioxidantes, especialmente antocianinas que pueden mejorar la función cerebral y la memoria.

Contienen flavonoides que pueden ayudar a mejorar la comunicación entre las células cerebrales.

Espinacas: Fuente de vitaminas B, como ácido fólico que apoyan la salud del sistema nervioso.

Contienen antioxidantes, incluyendo vitamina K y luteína, que benefician la función cognitiva.

Aguacate: Rico en ácidos grasos monoinsaturados y poliinsaturados, que son beneficiosos para la salud cerebral y el funcionamiento del sistema nervioso.

Contiene vitamina K, vitamina E y vitaminas del complejo B, que son importantes para la función cerebral.

Nueces: Fuente de ácidos grasos omega-3, que son esenciales para la salud cerebral y pueden mejorar la función cognitiva.

Contienen antioxidantes y vitamina E, que pueden ayudar a

combatir el estrés oxidativo en el cerebro.
Al combinar estos ingredientes obtienes un jugo que no solo es delicioso, sino también es una fuente concentrada de nutrientes que respaldan la salud y función cerebral.

Preparación:

Lava cuidadosamente los arándanos y las espinacas bajo agua corriente para eliminar cualquier residuo, corta el aguacate por la mitad, retira el hueso y extrae la pulpa, si las nueces no están peladas quita las cáscaras.

En una licuadora agrega los arándanos, las espinacas, la pulpa del aguacate y las nueces. Agrega agua según tu preferencia para ajustar la consistencia del jugo, puedes empezar con aproximadamente 1/2 taza de agua y luego ajustar según sea necesario.

Mezcla todos los ingredientes a alta velocidad hasta obtener una textura suave y homogénea, puedes detenerte para raspar los lados de la licuadora si es necesario.

Si el jugo está demasiado espeso, puedes agregar más agua y licuar nuevamente hasta lograr la consistencia deseada.

Vierte el jugo en un vaso y ¡listo! Ahora puedes disfrutar de tu Jugo Cerebral Vital, rico en nutrientes para la salud cerebral.

Recuerda que la clave para una dieta saludable es la variedad y el equilibrio, además del jugo asegúrate de obtener nutrientes de diferentes fuentes alimenticias para garantizar una nutrición completa.

Frecuencia de uso:

Ocasionalmente: Puedes disfrutar de este jugo varias veces a la semana como parte de una dieta equilibrada. No es necesario consumirlo a diario, ya que es beneficioso junto con una variedad de otros alimentos nutritivos.

Como complemento: Utiliza el jugo como un complemento a tu ingesta regular de frutas, verduras y otros alimentos ricos en nutrientes. No sustituye a comidas completas y equilibradas.

Escucha a tu cuerpo: Observa cómo te sientes después de consumir el jugo. Si te sientes bien y te gusta puedes incorporarlo regularmente en tu rutina. Si experimentas algún malestar, ajusta la frecuencia o la cantidad.

Como reemplazo de otras bebidas menos saludables: Puedes considerar tomar este jugo como una alternativa saludable a otras bebidas menos nutritivas, como sodas o bebidas azucaradas.

Consulta a un profesional de la salud: Antes de realizar cambios significativos en tu dieta, especialmente si tienes condiciones de salud específicas, es recomendable consultar con un profesional de la salud o un nutricionista.

Este jugo es una excelente manera de obtener una variedad de vitaminas y nutrientes beneficiosos para el cerebro de una manera deliciosa y refrescante.

JUGO DESINTOXICANTE PARA LA SALUD RENAL

Ingredientes:

1 pepino
1 zanahoria
1 manzana verde
1 tallo de apio
1 ramita de perejil
1 limón
1 rodaja de jengibre fresco

Beneficios:

Pepino: Tiene propiedades diuréticas, lo que puede ayudar en la eliminación de toxinas a través de la orina, también es una excelente fuente de hidratación.

Zanahoria: Contiene antioxidantes, como el beta-caroteno, que pueden ayudar a proteger los riñones del daño oxidativo, además aporta vitamina A, esencial para la salud renal.

Manzana verde: Rica en fibra, que puede ayudar a regular el azúcar en sangre y la presión arterial, factores importantes para la salud renal.

Apio: Tiene propiedades diuréticas, lo que puede ayudar en la eliminación de desechos y reducir la retención de líquidos.

Perejil: Es diurético, ayudar a aumentar la producción de orina y favorecer la eliminación de toxinas. También es una fuente de antioxidantes y nutrientes beneficiosos.

Limón: Es alcalinizante que mantiene un equilibrio sano en el cuerpo. Con vitamina C, esencial para la salud renal.

Preparación:

Lava bien todos los ingredientes, pela el pepino y corta todos los ingredientes en trozos más pequeños para facilitar el licuado. Exprime el jugo del limón.
Coloca los trozos de pepino, zanahoria, manzana verde, tallo de apio, perejil, rodaja de jengibre fresco y el jugo de limón en una licuadora.

Agrega agua según tu preferencia para la consistencia del jugo, comienza con aproximadamente 1 taza y ajusta según sea necesario.

Mezcla todos los ingredientes a alta velocidad hasta obtener una mezcla suave y homogénea. Asegúrate de que todos los ingredientes estén bien incorporados.
Ajuste de consistencia:

Si lo prefieres más líquido, puedes agregar más agua y mezclar nuevamente. Prueba el jugo y ajusta según tus preferencias personales, si deseas más dulzura puedes agregar un poco de miel o stevia natural.

Vierte el jugo en un vaso y sírvelo inmediatamente para aprovechar al máximo los nutrientes.

Frecuencia de uso:

Ocasionalmente: Si estás buscando una desintoxicación ocasional o simplemente deseas disfrutar de este jugo por sus beneficios para la salud renal, puedes tomarlo ocasionalmente, como dos o tres veces por semana.

Durante períodos de desintoxicación: Puedes considerar aumentar la frecuencia durante períodos específicos de desintoxicación o limpieza del cuerpo. Esto podría ser parte de un plan de desintoxicación más amplio.

Como parte de una rutina regular: Si estás trabajando de manera constante en mejorar la salud renal, puedes incorporar este jugo como parte de una rutina regular, por ejemplo, tres o cuatro veces por semana.

Escucha a tu cuerpo: Presta atención a cómo responde tu cuerpo al jugo, si te sientes bien y experimentas beneficios, puedes ajustar la frecuencia según tus necesidades y preferencias.

Como reemplazo de otras bebidas menos saludables: Puedes considerar tomar este jugo como una alternativa saludable a otras bebidas menos nutritivas, como sodas o bebidas azucaradas.

Consulta a un profesional de la salud: Antes de realizar cambios significativos en tu dieta, especialmente si tienes condiciones de salud específicas, es recomendable consultar con un profesional de la salud o un nutricionista.

Este jugo es ideal para disfrutarlo como parte de un régimen de desintoxicación o simplemente como una bebida refrescante y saludable. Como siempre, recuerda que la frescura de los ingredientes y la higiene durante la preparación son esenciales para obtener los máximos beneficios.

¡Espero que lo encuentres delicioso y beneficioso para tu salud renal!

JUGO AFRODISÍACO PARA ESTIMULAR EL DESEO SEXUAL

Ingredientes:

1 granada
1 taza de fresas
Sandía (la cantidad que desees)
1 plátano maduro
Miel (sirve como endulzante)
1 trozo Jengibre fresco
Agua (la cantidad que desees)

Beneficios:

Granada: Rica en antioxidantes, como punicalaginas y antocianinas, que pueden mejorar la circulación sanguínea y tener efectos beneficiosos para la salud cardiovascular.

Fresas: Contienen vitamina C, esencial para la salud vascular y la producción de colágeno, contiene antioxidantes y fibra que ayuda a la circulación sanguínea.

Sandía: Contiene citrulina, un aminoácido que puede aumentar la producción de óxido nítrico en el cuerpo, lo que a su vez puede dilatar los vasos sanguíneos y mejorar la circulación.

Plátano: Rico en potasio y vitamina B6, que son esenciales para la producción de energía. Además, contiene triptófano, un precursor de la serotonina, que puede tener efectos positivos en el estado de ánimo y la relajación.

Miel: Además de agregar dulzura natural, la miel contiene compuestos antioxidantes y tiene propiedades antimicrobianas.

Estos ingredientes se han seleccionado por sus posibles beneficios para la circulación sanguínea, la salud cardiovascular y sus asociaciones históricas con propiedades afrodisíacas. Es importante recordar que la respuesta a los alimentos varía entre las personas y que estos ingredientes deben disfrutarse como parte de una dieta equilibrada y un estilo de vida saludable.

Preparación:

Desgrana la granada, lava las fresas y córtales los tallos, corta la sandía en trozos pequeños, pela y corta el plátano en rodajas, raya una pequeña cantidad de jengibre fresco.

Coloca los granos de granada, las fresas, la sandía, el plátano, el jengibre rayado y el agua en una licuadora, mezcla todos los ingredientes a alta velocidad hasta obtener una mezcla suave y homogénea, agrega miel al gusto y vuelve a mezclar para incorporarla bien.

La cantidad de miel dependerá de tus preferencias personales de dulzura, prueba el jugo y ajusta la cantidad de miel o los ingredientes según tus preferencias.

Si prefieres una textura más suave, puedes colar el jugo para eliminar los residuos sólidos, sin embargo ten en cuenta que al colar también podrías perder parte de la fibra.

Vierte el jugo en copas y sírvelo de inmediato para disfrutarlo fresco y aprovechar todos los nutrientes.

Frecuencia de uso:

Ocasionalmente: Puedes disfrutar de este jugo como una bebida especial en ocasiones especiales o para agregar variedad a tu dieta. Tomarlo ocasionalmente, como una vez a la semana, podría ser una opción.

En momentos especiales: Reserva este jugo para momentos especiales, como cenas románticas o eventos que desees realzar con una bebida especial.

Según tus preferencias personales: La frecuencia con la que tomas este jugo depende de tus preferencias personales y cómo responde tu cuerpo, algunas personas pueden disfrutarlo con más frecuencia que otras.

Escucha a tu cuerpo: Presta atención a cómo te sientes después de tomar el jugo. Si experimentas algún malestar o cambios inesperados, ajusta la frecuencia o consulta a un profesional de la salud.

Como parte de una dieta equilibrada: Recuerda que, a pesar de sus ingredientes beneficiosos, este jugo debe ser parte de una dieta equilibrada y variada, no sustituye comidas completas ni debe consumirse en exceso.

Consulta a un profesional de la salud: Si tienes condiciones médicas específicas, es aconsejable consultar con un profesional de la salud sobre cambios en tu dieta.

Es importante destacar que este jugo está diseñado para ser disfrutado de manera ocasional y como parte de un estilo de vida equilibrado, la moderación y la variedad son clave en una dieta saludable.

JUGO PARA POTENCIAR EL DESEO Y LA VITALIDAD SEXUAL

Ingredientes:

1 taza de frambuesas
1 mango maduro en trozos
1 kiwi en rodajas
1 naranja en gajos
1 plátano maduro
1 cucharada de maca en polvo
1 cucharadita de semillas de chía (opcional)

Beneficios:

Frambuesas: Ricas en antioxidantes y vitamina C, que pueden mejorar la circulación y promover la salud cardiovascular, contribuyendo así a la vitalidad.

Mango: Contiene vitamina E, que puede tener efectos positivos en la función hormonal y ser un antioxidante. Además, aporta vitamina A y C.

Kiwi: Una excelente fuente de vitamina C y E. La vitamina C es importante para la síntesis de colágeno y puede ayudar a mejorar la circulación.

Naranja: Rica en vitamina C, que puede ayudar en la producción de colágeno y mejorar la salud vascular. También proporciona fibra y antioxidantes.

Plátano: Contiene vitamina B6, que está relacionada con la producción de serotonina y dopamina, neurotransmisores que pueden influir en el deseo sexual. Además aporta potasio y energía.

Maca en polvo: Tradicionalmente utilizada como un suplemento para aumentar la energía y mejorar la libido. Se cree que la maca puede tener efectos positivos en el equilibrio hormonal.

Semillas de chía (Opcional): Ricas en ácidos grasos omega-3, que pueden ser beneficiosos para la salud cardiovascular. También proporcionan fibra para la saciedad.

Estos ingredientes han sido seleccionados por sus posibles beneficios para la salud sexual en general, sin embargo ten en cuenta que los efectos pueden variar entre individuos.

Preparación:

Lava y prepara todas las frutas según las indicaciones. Pela y corta el mango en trozos, pela el kiwi y corta en rodajas, pela la naranja y separalos en gajos, pela y corta el plátano.

Coloca en la licuadora las frambuesas, el mango, el kiwi, los gajos de naranja, el plátano y agrega la cucharada de maca en polvo a la licuadora.

Comienza a licuar a baja velocidad para descomponer los ingredientes y luego aumenta gradualmente la velocidad hasta alcanzar la máxima potencia, licua hasta obtener una mezcla suave y homogénea.

Si decides agregar semillas de chía, puedes añadirlas después de licuar y mezclar manualmente o pulsar la licuadora brevemente para incorporarlas.

Prueba el jugo y ajusta según tus preferencias. Puedes

agregar más frutas o endulzar con miel si lo deseas.

Vierte el jugo en un vaso y sírvelo inmediatamente, puedes decorar con unas pocas frambuesas o una rodaja de kiwi.

Frecuencia de uso:

Ocasionalmente para disfrute: Puedes disfrutar de este jugo de forma ocasional como una deliciosa y saludable bebida refrescante.

Para ocasiones especiales: Puedes reservar este jugo para ocasiones especiales o momentos íntimos, ya que contiene ingredientes que se asocian con la estimulación del deseo.

Como parte de una dieta variada: Si disfrutas del sabor y los beneficios de estos ingredientes, puedes incorporar este jugo a tu dieta regular tomando 1-2 veces por semana.

Escucha a tu cuerpo: Presta atención a cómo responde tu cuerpo. Si te sientes bien y disfrutas de los beneficios, puedes ajustar la frecuencia según tus preferencias.

Consulta con un profesional de la salud: Si tienes condiciones médicas específicas o estás tomando medicamentos, es recomendable consultar con un profesional de la salud antes de incorporar cambios significativos en tu dieta.

Es un jugo diseñado para ser disfrutado como parte de un estilo de vida equilibrado y saludable. Asegúrate de mantener una dieta variada y nutritiva en conjunto con otros hábitos saludables para obtener el máximo.

JUGO EQUILIBRADO PARA APOYAR LA SALUD EN LA DIABETES

Ingredientes:

1 taza de arándanos
1 taza de fresas
1 pepino
1 taza de espinacas
Jugo de medio limón
1 rodaja de jengibre fresco (ajusta segun tus preferencias)
Agua (la cantidad que desees)

Beneficios:

Arándanos: Ricos en antioxidantes, especialmente antocianinas que ayudan a combatir la inflamación y mejorar la sensibilidad a la insulina. Contienen fibra, que puede ayudar a controlar los niveles de azúcar en sangre.

Fresas: Bajas en calorías y carbohidratos, son ricas en vitamina C, antioxidantes y fibra. Tienen un índice glucémico bajo, lo que significa que tienen un impacto moderado en los niveles de azúcar en sangre.

Pepino: Bajo en carbohidratos y calorías, el pepino agrega frescura al jugo. Además proporciona hidratación.

Espinacas: Bajas en carbohidratos, ricas en fibra y nutrientes esenciales como hierro y calcio. La espinaca puede contribuir a la saciedad sin aumentar significativamente los niveles de azúcar en sangre.

Limón: Agrega sabor sin aumentar la carga glucémica. Fuente de vitamina C y puede ayudar a mejorar el sabor del

jugo sin la necesidad de agregar azúcares añadidos.
Estos ingredientes se seleccionaron por sus beneficios nutricionales y su impacto moderado en los niveles de azúcar en sangre. Recuerda que la clave para una dieta saludable en la diabetes es la moderación, la variedad y la adaptación a las necesidades individuales.

Preparación:

Lava bien los arándanos, fresas y espinacas. Pela el pepino, exprime el jugo de medio limón, pela y corta una rodaja de jengibre fresco.
Coloca los arándanos, fresas, pepino, espinacas, el jugo de limón y la rodaja de jengibre en una licuadora.

Mezcla todos los ingredientes a alta velocidad hasta obtener una mezcla suave y homogénea, puedes ajustar la cantidad de líquido según tu preferencia de espesor.

Prueba el jugo y ajusta según tus preferencias. Si lo prefieres más dulce, puedes agregar una pequeña cantidad de endulzante natural como stevia si es necesario.

Si prefieres una textura más suave, puedes colar el jugo para eliminar los residuos sólidos, ten en cuenta que al colar también podrías perder parte de la fibra.
Vierte el jugo en un vaso y sírvelo inmediatamente para disfrutarlo fresco.

Este jugo equilibrado está diseñado para proporcionar sabores frescos y beneficios nutricionales sin comprometer los niveles de azúcar en sangre.

Frecuencia de uso:

Ocasionalmente: Puedes disfrutar de este jugo como una opción ocasional, quizás dos o tres veces por semana, para variar tu dieta y obtener nutrientes adicionales.

Como parte de una dieta equilibrada: Si te gusta el sabor y encuentras beneficios al incluirlo en tu dieta, puedes considerar tomarlo como parte de una dieta equilibrada, tal vez tres o cuatro veces por semana.

En lugar de otras bebidas: Puedes considerar reemplazar otras bebidas menos saludables con este jugo, especialmente si estás buscando opciones más saludables en tu dieta diaria.

Escucha a tu cuerpo: Presta atención a cómo responde tu cuerpo al jugo. Si notas algún cambio inesperado o si tienes alguna reacción, ajusta la frecuencia o consulta a un profesional de la salud.

Consulta a un profesional de la salud: Si tienes diabetes u otras condiciones médicas, es fundamental discutir la inclusión de este jugo en tu dieta con tu médico o un nutricionista. Pueden proporcionarte recomendaciones personalizadas basadas en tu salud y necesidades específicas.

Estas cantidades son solo una guía, y puedes modificarlas según tus preferencias de sabor y la consistencia deseada para el jugo. Además, ten en cuenta que la fibra presente en las frutas y verduras puede ser beneficiosa para las personas con diabetes, ya que puede ayudar a ralentizar la absorción de azúcares.

JUGO NUTRITIVO PARA EL BIENESTAR DIABÉTICO

Ingredientes:

1 pepino mediano
2-3 tallos de apio
Un trocito de jengibre
1 limón (ajusta según tu preferencia)
1 taza de agua (ajusta según la consistencia deseada).

Beneficios:

Pepino: Bajo en carbohidratos y calorías, opción ideal para personas con diabetes. Contiene una alta cantidad de agua, ayudando en la hidratación importante para quienes pueden experimentar mayores niveles de sed debido a la diabetes.
La fibra presente en el pepino puede ayudar a controlar los niveles de azúcar en la sangre.
Apio: Es bajo en calorías y carbohidratos, siendo favorable para quienes buscan controlar la ingesta de estos nutrientes. Proporciona fibra lo que puede ser beneficioso para la salud digestiva y el control de azúcar en la sangre.
Jengibre: Mejora la sensibilidad a la insulina, regular los niveles de azúcar en la sangre. Propiedades antiinflamatorias beneficiosa para personas con diabetes, ya que la inflamación crónica está relacionada con esta condición.
Limón: Rico en vitamina C, con propiedades antioxidantes ayudando a la salud inmunológica. Aporta un sabor refrescante sin afectar negativamente los niveles de azúcar en la sangre.

Este jugo combinando estos ingredientes busca proporcionar nutrientes beneficiosos y al mismo tiempo ser compatible con las necesidades nutricionales de las personas con diabetes. Sin embargo es fundamental tener en cuenta la variabilidad en las respuestas de las personas y siempre es aconsejable consultar con un profesional de la salud antes de realizar cambios significativos en la dieta.

Preparación:

Lava bien el pepino y los tallos de apio, pela el pepino para eliminar cualquier residuo de pesticidas, corta el pepino y los tallos de apio en trozos manejables.
Pela y corta la raíz de jengibre en trozos pequeños, exprime el jugo de medio limón.

Agrega los trozos de pepino, tallos de apio y jengibre a la licuadora, exprime el jugo de limón sobre los ingredientes en la licuadora, agrega 1 taza de agua según la consistencia que prefieras.

Mezcla todos los ingredientes a alta velocidad hasta obtener una textura suave y homogénea, si es necesario detente para raspar los lados de la licuadora.

Si el jugo está demasiado espeso puedes agregar más agua y licuar nuevamente hasta lograr la consistencia deseada, vierte el jugo en un vaso y sírvelo inmediatamente para aprovechar todos los nutrientes.

Este jugo está diseñado para ser bajo en carbohidratos y azúcares, y los ingredientes seleccionados pueden ser beneficiosos para las personas con diabetes.

Frecuencia de uso:

Ocasionalmente: Puedes disfrutar de este jugo varias veces a la semana como parte de tu rutina de bebidas saludables. No es necesario consumirlo a diario, especialmente si ya tienes una dieta bien equilibrada y variada.

Escucha a tu cuerpo: Observa cómo respondes al jugo, si te sientes bien y notas beneficios, puedes incorporarlo de manera regular en tu dieta.
Si experimentas algún malestar o cambios inesperados en tus niveles de azúcar en la sangre, ajusta la frecuencia o la cantidad de jugo que consumes.

Como parte de una dieta equilibrada: Utiliza el jugo como complemento de una dieta general equilibrada que incluya una variedad de alimentos saludables.
No sustituyas comidas completas con el jugo; es mejor considerarlo como una adición nutritiva.

Consulta con un profesional de la salud: Antes de realizar cambios significativos en tu dieta, especialmente si estás gestionando una condición médica como la diabetes, es fundamental consultar con un profesional de la salud.

Recuerda que cada persona es diferente, y lo que funciona para uno puede no ser adecuado para otro. Además el monitoreo regular de tus niveles de azúcar en la sangre es esencial para comprender cómo tu cuerpo responde a los alimentos y bebidas que consumes.

JUGO ANABÓLICO PARA IMPULSAR LA MASA MUSCULAR EN TUS ENTRENAMIENTOS

Ingredientes:

1 plátano maduro
1 taza de bayas mixtas (fresas, arándanos, frambuesas)
1 taza de espinacas frescas
1/2 taza de yogur griego natural (sin azúcares añadidos)
1 cucharada de proteína en polvo (sabor a vainilla o chocolate, según tu preferencia)
1 taza de leche (puedes usar leche regular, leche de almendra o leche de avena)
1 cucharada de almendras o mantequilla de almendra (opcional, para un extra de grasas saludables y proteínas)

Beneficios:

Plátano maduro: Fuente de carbohidratos para proporcionar energía rápida. Contiene potasio, que es esencial para la función muscular y la hidratación celular.

Bayas mixtas: Ricas en antioxidantes que ayudan a combatir el estrés oxidativo generado por el ejercicio intenso. También proporcionan vitaminas y minerales esenciales para la recuperación muscular.

Espinacas frescas: Fuente de hierro, que es crucial para el transporte de oxígeno a los músculos. También aporta vitaminas y minerales, como el magnesio, que son importantes para la función muscular.

Yogur griego natural: Fuente de proteínas que son esenciales para la reparación y el crecimiento muscular.

Proporciona probióticos beneficiosos para la salud digestiva.

Proteína en polvo: Aumenta la cantidad de proteínas en el batido, lo que es crucial para la síntesis de proteínas musculares. Puede ayudar a optimizar la recuperación y el crecimiento muscular.

Leche: Fuente de proteínas y carbohidratos, proporcionando una mezcla equilibrada de nutrientes para la recuperación muscular. También es rica en calcio, esencial para la contracción muscular.

Almendras o mantequilla de almendra (opcional): Aporta grasas saludables y proteínas adicionales. Las grasas saludables son importantes para la salud hormonal y pueden proporcionar energía sostenible durante los entrenamientos.

Preparación:

Pela el plátano y córtalo en trozos, lava las bayas y las espinacas.

En una licuadora, agrega el plátano, las bayas, las espinacas, el yogur griego, la proteína en polvo, la leche y las almendras o la mantequilla de almendra (opcional).

Mezcla a baja velocidad al principio para combinar los ingredientes sin crear demasiada espuma. Aumenta la velocidad gradualmente hasta alcanzar la potencia máxima. Mezcla hasta obtener una textura suave y homogénea.

Prueba el batido y ajusta la consistencia agregando más leche si es necesario. Puedes ajustar la dulzura o el sabor añadiendo más proteína en polvo o edulzante natural si lo prefieres más dulce, vierte el batido en un vaso y sírvelo inmediatamente para aprovechar al máximo sus nutrientes.

Frecuencia de uso:

Antes de entrenar: Puedes tomar este batido antes de tus entrenamientos para proporcionar a tu cuerpo la energía y los nutrientes necesarios para un rendimiento óptimo.

Después de entrenar: Consumir el batido después de tus entrenamientos puede ser beneficioso para la recuperación muscular al proporcionar proteínas, carbohidratos y otros nutrientes esenciales.

Días de entrenamiento: En los días en que entrenas, puedes considerar tomar el batido antes o después de tus sesiones de entrenamiento para aprovechar sus beneficios.

Días de descanso: En días de descanso o entrenamiento ligero, puedes optar por no tomar el batido, especialmente si obtienes suficientes nutrientes a través de tu dieta regular.

Escucha a tu cuerpo: Presta atención a cómo responde tu cuerpo al batido. Si te sientes bien y experimentas beneficios, puedes ajustar la frecuencia según tus necesidades y metas.

Consulta a un profesional: Si tienes alguna condición médica o estás siguiendo un plan de entrenamiento específico, es recomendable consultar con un profesional de la salud o un nutricionista para obtener orientación personalizada.

Este jugo anabólico está diseñado para ser consumido antes o después de tus entrenamientos para proporcionar nutrientes esenciales para el crecimiento muscular y la recuperación. Ajusta las porciones según tus necesidades y preferencias personales.

JUGO PARA EL CRECIMIENTO MUSCULAR Y ENERGÍA EXPLOSIVA

Ingredientes:

1 plátano maduro
1 taza de bayas mixtas (fresas, arándanos, moras)
1 taza de espinacas frescas
1/2 taza de avena cocida
1 cucharada de proteína en polvo (proteína de suero, proteína vegana, según tus preferencias)
1 cucharada de mantequilla de almendra o mantequilla de cacahuate
1 vaso de leche (leche de vaca, leche de almendra, leche de avena, según tus preferencias)
Hielo (opcional, para una textura más fresca)

Beneficios:

Plátano: Fuente de carbohidratos naturales para energía rápida, potasio para la función muscular y vitamina B6, que es esencial para el metabolismo de proteínas.

Bayas mixtas (fresas, arándanos, moras): Ricas en antioxidantes, vitaminas C y K. Los antioxidantes pueden ayudar en la recuperación muscular y la vitamina C es esencial para la síntesis de colágeno.

Espinacas: Alta en hierro, que es esencial para el transporte de oxígeno y puede ayudar en la producción de energía, también proporciona vitaminas y minerales esenciales.

Avena: Fuente de carbohidratos complejos para una liberación sostenida de energía, contiene fibra que ayuda en la digestión y minerales como magnesio y zinc.

Proteína en polvo: Contribuye a la síntesis de proteínas y la reparación muscular después del ejercicio, puede ayudar a alcanzar las necesidades proteicas diarias para el crecimiento muscular.

Mantequilla de almendra o cacahuate: Proporciona grasas saludables y proteínas adicionales. La mantequilla de almendra/cacahuate es rica en ácidos grasos esenciales y puede aumentar la densidad calórica.

Leche: Fuente de proteínas de alta calidad, calcio y vitamina D. La proteína láctea contiene aminoácidos esenciales para el crecimiento muscular.

Hielo (opcional): Proporciona una textura fresca y agradable, puede ser útil después del ejercicio para la recuperación y para hidratar el cuerpo.

Preparación:

Pela el plátano y córtalo en trozos, lava las bayas mixtas y las espinacas frescas. Cocina la avena según las indicaciones del paquete, toma una cucharada de proteína en polvo y asegúrate de tener la mantequilla de almendra o cacahuate lista.

En la licuadora coloca el plátano, las bayas mixtas, las espinacas frescas y la avena cocida, agrega la cucharada de proteína en polvo y la mantequilla de almendra o cacahuate a la licuadora. Vierte el vaso de leche en la licuadora, si prefieres una textura más líquida, puedes ajustar la cantidad de leche según tus preferencias.

Comienza a licuar a baja velocidad para descomponer los ingredientes y luego aumenta gradualmente la velocidad hasta alcanzar la máxima potencia, licua hasta obtener una mezcla suave y homogénea, si prefieres una textura más fresca, agrega hielo y licua nuevamente hasta obtener la consistencia deseada.

Prueba el jugo y ajusta según tus preferencias, puedes agregar más leche, proteína en polvo o mantequilla de almendra/cacahuate según tu gusto.

Vierte el jugo en un vaso y sírvelo inmediatamente, puedes decorar con algunas bayas adicionales o una rodaja de plátano.

Frecuencia de uso:

Como suplemento post-entrenamiento: Puedes tomar este jugo después de tus sesiones de entrenamiento para ayudar en la recuperación muscular. Tomarlo una o dos veces por semana puede ser suficiente.

Días de entrenamiento: Puedes considerar tomar este jugo en días de entrenamiento más intensos para proporcionar nutrientes adicionales para la recuperación y el crecimiento muscular.

Días de descanso: En días de descanso, cuando no estás entrenando intensamente, es posible que desees reducir la frecuencia o disfrutarlo ocasionalmente como parte de tu dieta equilibrada.

Ajusta según tus necesidades: Escucha a tu cuerpo, si sientes que necesitas un impulso adicional de nutrientes y energía, puedes incorporar este jugo más frecuentemente.

JUGO REFRESCANTE PARA COMBATIR EL MAL ALIENTO

Ingredientes:

1 manzana verde
1 pepino
1 puñado de hojas de menta fresca
1 limón (jugo)
1 zanahoria
1 trozo pequeño de jengibre fresco
Agua (al gusto)

Beneficios:

Manzana verde: Contribuye a la producción de saliva, que ayuda a limpiar la boca. Además, su sabor y textura pueden ayudar a neutralizar olores desagradables.
Pepino: Contiene mucha agua, lo que ayuda a mantener la boca hidratada. Además, el pepino tiene propiedades refrescantes y puede ayudar a combatir el mal aliento.
Hojas de menta: Conocida por su capacidad para refrescar el aliento. Contiene aceites esenciales que ayudan a reducir las bacterias en la boca proporcionando un aroma fresco.
Limón: El ácido cítrico del limón estimula la producción de saliva, lo que ayuda a limpiar la boca. Además, su aroma fresco puede contribuir a neutralizar olores no deseados.
Zanahoria: Estimula la producción de saliva, lo que ayuda a mantener la boca limpia. Además contienen vitamina A, que es beneficiosa para la salud de las encías.
Jengibre: Es antiinflamatorio y antibacteriano que ayuda a

la salud bucal. Agrega un sabor picante y refrescante.

Estos ingredientes han sido seleccionados por sus propiedades refrescantes y su capacidad para estimular la producción de saliva, lo que puede ayudar a combatir el mal aliento.

Preparación:

Lava y corta la manzana verde en cubos, pela el pepino y cortarlo en trozos, lava las hojas de menta fresca, exprime el jugo de un limón, pela la zanahoria y córtala en trozos, pela y corta un trozo pequeño de jengibre fresco.

Coloca los cubos de manzana verde, trozos de pepino, hojas de menta fresca, jugo de limón, zanahoria, jengibre fresco y el agua en la licuadora. Mezcla todos los ingredientes a alta velocidad hasta obtener una mezcla suave y homogénea.
Prueba el jugo y ajusta según tus preferencias. Si lo prefieres más dulce, puedes agregar un poco de endulzante natural o más jugo de limón.

Si prefieres una textura más suave, puedes colar el jugo para eliminar los residuos sólidos. Sin embargo ten en cuenta que al colar también podrías perder parte de la fibra.
Vierte el jugo en un vaso y sírvelo inmediatamente para disfrutarlo fresco.

Recuerda que además de consumir este jugo, mantener una buena higiene bucal, como cepillarte los dientes y usar hilo dental regularmente, es crucial para prevenir problemas de mal aliento. Aunque este jugo puede ser útil para refrescar el aliento, no reemplaza prácticas de higiene bucal sólidas.

Frecuencia de uso:

Diariamente: Puedes tomar este jugo diariamente como parte de tu rutina de higiene bucal y para mantener la boca fresca. Sin embargo asegúrate de que sea parte de una dieta equilibrada y no como un reemplazo de comidas completas.

Después de comidas fuertes: Consumir el jugo después de comidas fuertes o con ingredientes que puedan causar mal aliento puede ser una práctica útil para refrescar la boca.

Cuando sea necesario: Puedes consumir el jugo cuando sientas que es necesario refrescar tu aliento, como después de consumir alimentos con olores fuertes.

Antes de eventos sociales: Si participarás en eventos sociales o situaciones en las que deseas tener un aliento fresco, considera tomar el jugo antes de dichos eventos.

Escucha a tu cuerpo: Presta atención a cómo responde tu cuerpo y ajusta la frecuencia según tus necesidades. Si experimentas alguna sensibilidad o reacción inesperada, reduce la frecuencia.

Como complemento de la higiene bucal: Aunque este jugo puede ser beneficioso para el aliento, recuerda que la higiene bucal regular, que incluye cepillarse los dientes y usar hilo dental es fundamental.

Este jugo refrescante no solo es beneficioso para combatir el mal aliento, sino que también proporciona una variedad de nutrientes saludables.

JUGO DESINTOXICANTE PARA LIMPIAR Y PURIFICAR EL ORGANISMO

Ingredientes:

1 pepino
2 manzanas verdes
1 taza de piña fresca (cortada en cubos)
1 puñado de espinacas frescas
1 limón (jugo)
1 trozo pequeño de jengibre (del tamaño de una moneda)
Agua (la cantidad que desees)
1 taza de agua de coco (opcional, para la consistencia)

Beneficios:

Pepino: rico en agua, ayuda a mantener la hidratación, contiene antioxidantes y compuestos antiinflamatorios. Contribuye a la desintoxicación y a la salud de la piel.

Manzanas verdes: Alta en fibra, promueve la salud digestiva, contiene antioxidantes y vitamina C. Puede ayudar a reducir el colesterol y regular el azúcar en la sangre.

Piña: Contiene bromelina, una enzima que puede ayudar en la digestión. Rico en vitamina C y antioxidantes, proporciona un sabor dulce al jugo.

Espinaca: Fuente de hierro y otros minerales esenciales, con vitaminas A y K. Contribuye a la desintoxicación y a la salud ocular.

Limón: Contiene vitamina C, un antioxidante. Puede estimular la digestión y la desintoxicación, aporta un sabor cítrico refrescante.

Jengibre: Propiedades antiinflamatorias y antioxidantes, puede ayudar en la digestión y aliviar malestares estomacales. Contribuye a la desintoxicación.

Agua de Coco (opcional): Rica en electrolitos, como potasio. Puede ayudar a mantener la hidratación y aportar un sabor suave al jugo.

Estos ingredientes se combinan para ofrecer una variedad de nutrientes esenciales, antioxidantes y compuestos que pueden respaldar la desintoxicación y la salud en general.

Preparación:

Lava y pela el pepino y córtalo en trozos, retira el corazón de las manzanas verdes y córtalas en trozos, corta la piña en cubos, lava las espinacas frescas, exprime el jugo de un limón, pela y corta un trozo pequeño de jengibre fresco.

Coloca los trozos de pepino, manzanas verdes, piña, espinacas, jugo de limón y jengibre fresco en una licuadora. Mezcla todos los ingredientes a alta velocidad hasta obtener una mezcla suave. Si deseas ajustar la consistencia, puedes agregar la taza de agua de coco en este paso. O agua normal.

Prueba el jugo y ajusta según tus preferencias, puedes agregar más limón si prefieres un sabor más ácido o ajustar la consistencia con más agua de coco si lo deseas.

Si prefieres una textura más suave, puedes colar el jugo para eliminar los residuos sólidos. Sin embargo ten en cuenta que al colar también podrías perder parte de la fibra.

Vierte el jugo en un vaso y sírvelo inmediatamente para disfrutarlo fresco.

Frecuencia de uso:

Como parte de un régimen de desintoxicación ocasional: Puedes considerar tomar este jugo como parte de un régimen de desintoxicación ocasional, por ejemplo, durante 1 a 3 días consecutivos. Esto puede ayudar a proporcionar a tu cuerpo un impulso de nutrientes y apoyar la eliminación de toxinas.

Como suplemento nutricional regular: Si disfrutas del sabor y los beneficios del jugo, puedes incorporarlo a tu rutina como un suplemento nutricional regular. En este caso, podrías tomarlo 2-3 veces por semana.

Antes de eventos o situaciones especiales: Puedes considerar tomar el jugo antes de eventos o situaciones en las que desees sentirte más liviano y energizado.

Escucha a tu cuerpo: Presta atención a cómo responde tu cuerpo al jugo. Si te sientes bien y experimentas beneficios, puedes ajustar la frecuencia según tus necesidades.

Consulta a un profesional de la salud: Si tienes condiciones médicas específicas, estás embarazada o amamantando, o estás considerando un régimen de desintoxicación más prolongado, es recomendable consultar con un profesional de la salud antes de realizar cambios significativos en tu dieta.

Recuerda que si bien los jugos pueden tener beneficios nutricionales, es crucial incluirlos como parte de una dieta equilibrada y consultar con un profesional de la salud antes de realizar cambios significativos en tu alimentación.

JUGO REVITALIZANTE PARA FORTALECER EL CORAZÓN

Ingredientes:

1 remolacha (betabel)
1 taza de fresas
1 naranja
1 zanahoria
1 manzana
1 taza de espinacas
1 trozo pequeño de jengibre fresco
Agua (la cantidad que creas conveniente)

Beneficios:

Remolacha: Rica en nitratos, que pueden ayudar a dilatar los vasos sanguíneos y mejorar el flujo sanguíneo. Contiene antioxidantes, como betalaínas, que pueden ser beneficiosas para la salud cardiovascular.

Fresas: Fuente de antioxidantes, como antocianinas, que pueden ayudar a reducir la presión arterial y mejorar la salud arterial. Contienen vitamina C y fibra, que son beneficiosas para el sistema cardiovascular.

Naranja: Rica en vitamina C, que es antioxidante y ayuda a reducir la inflamación. Contiene flavonoides que pueden mejorar la función vascular y reducir el riesgo de enfermedades cardíacas.

Zanahoria: Contiene betacarotenos, que se convierten en vitamina A en el cuerpo y pueden ser beneficiosos para la salud cardiovascular. También aporta fibra y potasio.

Manzana: Rica en fibra soluble, que puede ayudar a reducir los niveles de colesterol. Contiene antioxidantes, como quercetina, que pueden tener efectos cardiovasculares positivos.

Espinacas: Fuente de folato, que puede ayudar a reducir los niveles de homocisteína y mejorar la salud arterial. Contiene potasio, que es esencial para la función cardíaca.

Jengibre: Tiene propiedades antiinflamatorias y antioxidantes. Puede ayudar a mejorar la circulación y reducir la presión arterial.

Este jugo está diseñado para fortalecer el corazón con una mezcla de ingredientes ricos en nutrientes y antioxidantes.

Preparación:

Lava y pela la remolacha, las fresas, la naranja y la zanahoria, corta la remolacha, la zanahoria y la manzana en trozos manejables, divide la naranja en gajos, pela y corta un trozo pequeño de jengibre fresco.

Coloca todos los ingredientes en una licuadora. Si tu licuadora tiene ajustes de velocidad, comienza a baja velocidad para evitar salpicaduras.

Aumenta gradualmente la velocidad hasta alcanzar la máxima potencia, mezcla hasta obtener una textura suave y homogénea, si es necesario, puedes agregar un poco de agua para lograr la consistencia deseada.

Prueba el jugo y ajusta según tus preferencias. Puedes agregar más jengibre si deseas un sabor más intenso o endulzar con miel si es necesario.

Si prefieres una textura más suave, puedes colar el jugo

utilizando un colador fino o una gasa, sin embargo ten en cuenta que al colar, podrías perder parte de la fibra.

Vierte el jugo en un vaso y sírvelo inmediatamente para disfrutarlo fresco y aprovechar sus nutrientes.

Recuerda que aunque los jugos pueden ser una forma deliciosa de obtener nutrientes, no deben reemplazar comidas completas y equilibradas. Además, mantener una dieta variada y saludable es crucial para el bienestar general.

Frecuencia de uso:

Ocasionalmente: Disfruta de este jugo como parte de una rutina de bienestar ocasional, quizás 2-3 veces por semana.

Como parte de una dieta equilibrada: Si encuentras que el jugo se ajusta bien a tu dieta y te gusta, puedes incorporarlo como un complemento nutricional a tu dieta regular.

Como parte de un régimen de desintoxicación: Si estás siguiendo un régimen de desintoxicación o un plan de salud cardiovascular, podrías consumir este jugo por un período más concentrado, como parte de un plan a corto plazo.

Escucha a tu cuerpo: Presta atención a cómo responde tu cuerpo al jugo. Si te sientes bien y experimentas beneficios, puedes ajustar la frecuencia según tus necesidades.

Consulta a un profesional de la salud: Si tienes condiciones médicas específicas o estás tomando medicamentos, es recomendable consultar con un profesional de la salud antes de incorporar cambios significativos en tu dieta.

JUGO VITAL PARA LA SALUD DEL CORAZÓN

Ingredientes:

1 taza de fresas
1 granada
1/2 taza de arándanos frescos
2 kiwis
Agua (opcional para ajustar la consistencia).

Beneficios:

Fresas: Rica en vitamina C, que actúa como antioxidante, fortalece el sistema inmunológico y contribuye a la salud cardiovascular. Contienen fibra dietética beneficiosa para la salud digestiva y la regulación de los niveles de colesterol.
Granada: Abundante en antioxidantes, incluyendo punicalaginas y antocianinas, que pueden ayudar a reducir la inflamación y mejorar la salud del corazón.
Contiene nitratos naturales que pueden ayudar a mejorar el flujo sanguíneo y reducir la presión arterial.
Arándanos: Son ricos en antocianinas, antioxidantes que pueden ayudar a mejorar la salud cardiovascular y reducir el riesgo de enfermedades cardíacas. Contiene fibra que Contribuyen a la salud del corazón al ayudar a controlar los niveles de colesterol y mejorar la función digestiva.
Kiwi: Excelente fuente de vitamina C, que es beneficiosa para la salud del corazón y el sistema inmunológico. Contiene potasio, un mineral esencial para la función cardíaca y la regulación de la presión arterial. La fibra en el kiwi también contribuye a la salud cardiovascular y al control

de los niveles de azúcar en la sangre.

Al combinar estos ingredientes en el jugo, obtienes una mezcla potente de nutrientes que pueden ser beneficiosos para la salud del corazón y el sistema circulatorio. Recuerda que la clave está en mantener una dieta equilibrada y un estilo de vida saludable en general para maximizar estos beneficios.

Preparación:

Lava bien las fresas y quita los tallos, pela y desgrana la granada, lava los arándanos, pela los kiwis y córtalos en trozos.

Agrega las fresas, granada, arándanos y trozos de kiwi en la licuadora. Mezcla los ingredientes a alta velocidad hasta obtener una textura suave y homogénea.

Si el jugo está demasiado espeso, puedes agregar un poco de agua y mezclar nuevamente hasta alcanzar la consistencia deseada. Prueba el jugo y ajusta la cantidad de agua si es necesario para satisfacer tus preferencias de sabor y consistencia.

Vierte el jugo en un vaso y sírvelo fresco, puedes decorar con trozos adicionales de frutas si lo deseas.

La presencia de frutas en el jugo también proporciona hidratación y una variedad de nutrientes esenciales, incluyendo vitaminas y minerales.

Frecuencia de uso:

Ocasionalmente: Puedes disfrutar de este jugo varias veces a la semana como una deliciosa y saludable adición a tu dieta. No es necesario consumirlo a diario, ya que la clave está en mantener una dieta equilibrada y variada.

Como parte de una dieta balanceada: Utiliza el jugo como parte de una dieta general equilibrada que incluya una variedad de alimentos nutritivos. No sustituyas comidas completas con el jugo; es mejor considerarlo como un complemento nutritivo.

Escucha a tu cuerpo: Observa cómo responde tu cuerpo al consumo del jugo, si te sientes bien y disfrutas de sus beneficios puedes incorporarlo de manera regular.
Si experimentas algún malestar o cambios inesperados, ajusta la frecuencia o la cantidad del jugo.

Consulta con un profesional de la salud: Antes de realizar cambios significativos en tu dieta, especialmente si estás gestionando una condición médica, es aconsejable consultar con un profesional de la salud.

El profesional puede ofrecer orientación personalizada basada en tus necesidades y circunstancias médicas específicas.

Aunque este jugo contiene ingredientes saludables, es esencial mantener un enfoque equilibrado y variado en tu dieta general. Además, si estás tomando medicamentos o tienes alguna condición médica específica, siempre es recomendable consultar con tu médico o un dietista registrado antes de realizar cambios en tu rutina alimentaria.

JUGO EQUILIBRANTE PARA LA TENSIÓN ARTERIAL

Ingredientes:

1 remolacha (betabel)
2 zanahorias
1 manzana verde
1 ramita de apio
1 puñado de espinacas
1/2 limón (jugo)
1 trozo pequeño de jengibre fresco
Agua (la cantidad que desees)

Beneficios:

Betabel (remolacha): Rico en nitratos que pueden ayudar a dilatar los vasos sanguíneos, mejorando el flujo sanguíneo y reduciendo la presión arterial. Contiene antioxidantes, como betalaínas, que pueden tener efectos positivos en la salud cardiovascular.

Zanahorias: Contienen beta-carotenos, que pueden ser convertidos en vitamina A en el cuerpo y contribuir a la salud cardiovascular. Las zanahorias también proporcionan potasio, que es esencial para el equilibrio de electrolitos.

Manzana verde: Rica en fibra, especialmente pectina, que puede ayudar a mantener niveles saludables de colesterol. Contiene antioxidantes, como quercetina, que pueden tener efectos cardioprotectores.

Apio: Contiene fitonutrientes y antioxidantes que pueden contribuir a la salud cardiovascular. Además, el apio es bajo en sodio, lo que puede ser beneficioso para quienes buscan mantener una presión arterial saludable.

Espinacas Frescas: Fuente de potasio, que puede ayudar a equilibrar los efectos del sodio en la presión arterial. También proporcionan magnesio y fibra, que son beneficiosos para la salud cardiovascular.

Limón: Rico en vitamina C, que actúa como antioxidante. El limón también puede mejorar la absorción de hierro de alimentos vegetales y aportar un sabor refrescante al jugo.

Jengibre: Tiene propiedades antiinflamatorias y antioxidantes. Puede ayudar a mejorar la circulación y contribuir a la salud cardiovascular.

Preparación:

Lava pela y corta todos los ingredientes según las indicaciones. Coloca todos los ingredientes en una licuadora, si tu licuadora tiene ajustes de velocidad, comienza a baja velocidad para evitar salpicaduras.

Aumenta gradualmente la velocidad hasta alcanzar la máxima potencia, mezcla hasta obtener una textura suave y homogénea. Puedes agregar un poco de agua si es necesario para facilitar la licuación.

Prueba el jugo y ajusta según tus preferencias, agrega más limón si deseas un sabor más ácido o endulza con miel si es necesario. Si prefieres una textura más suave, puedes colar el jugo utilizando un colador fino o una gasa, ten en cuenta que al colar podrías perder parte de la fibra.

Vierte el jugo en un vaso y sírvelo inmediatamente para disfrutarlo fresco y obtener todos los beneficios nutricionales.

Frecuencia de uso:

Ocasionalmente: Puedes incorporar este jugo equilibrante a tu rutina de forma ocasional, quizás 2-3 veces por semana, como parte de una dieta variada y equilibrada.

Como parte de una dieta equilibrada: Si encuentras que el jugo se ajusta bien a tu dieta y te gusta, puedes consumirlo como un complemento nutricional regular, por ejemplo, 2-4 veces por semana.

Durante periodos de necesidad específica: Si estás trabajando específicamente en la gestión de la presión arterial, puedes considerar consumir este jugo con mayor regularidad durante un período específico, bajo la orientación de un profesional de la salud.

Escucha a tu cuerpo: Presta atención a cómo responde tu cuerpo al jugo. Si te sientes bien y experimentas beneficios, puedes ajustar la frecuencia según tus necesidades.

Consulta a un profesional de la salud: Si estás tratando condiciones médicas específicas o estás tomando medicamentos, es recomendable consultar con un profesional de la salud antes de incorporar cambios significativos en tu dieta.

Recuerda que este jugo es un complemento y no debe reemplazar comidas completas y equilibradas. Mantener una dieta variada y saludable es clave para el bienestar general. Siempre escucha a tu cuerpo y ajusta la frecuencia de consumo según tus necesidades y metas de salud específicas.

JUGO ANTIGRIPAL PARA FORTALECER EL SISTEMA INMUNOLÓGICO

Ingredientes:

1 naranja
1 limón
1 trozo pequeño de jengibre fresco
3 cucharadita de miel (opcional)
1 taza de piña fresca
1 puñado de espinacas frescas
1 taza de agua de coco (opcional)

Beneficios:

Naranja: Rica en vitamina C, un antioxidante clave para fortalecer el sistema inmunológico, también aporta flavonoides que pueden tener propiedades antiinflamatorias.

Limón: Alta en vitamina C y antioxidantes. El limón puede ayudar a alcalinizar el cuerpo y proporciona un sabor refrescante al jugo.

Jengibre: Tiene propiedades antiinflamatorias y antioxidantes, puede ayudar a aliviar síntomas de resfriados como la congestión nasal y el dolor de garganta.

Miel (opcional): Con propiedades antibacterianas y suavizar la garganta, agregar miel al jugo también puede mejorar el sabor.

Piña: Rica en vitamina C y bromelina, una enzima que puede tener propiedades antiinflamatorias, contribuye al sabor dulce del jugo.

Espinacas: Fuente de vitaminas y minerales, incluyendo

vitamina A, vitamina C, hierro y folato. Puede fortalecer el sistema inmunológico y proporcionar nutrientes esenciales.
Agua de coco (opcional): Hidratante y rica en electrolitos, como el potasio. Puede ayudar a mantener el equilibrio electrolítico durante enfermedades y proporciona una base líquida al jugo.

Estos ingredientes se combinan para crear un jugo rico en vitamina C, antioxidantes y otros nutrientes que pueden ayudar a fortalecer el sistema inmunológico y aliviar síntomas de gripa. Ajusta las cantidades según tus preferencias y necesidades.

Preparación:

Lava y pela la naranja y el limón, divide en gajos, pela y corta un trozo pequeño de jengibre fresco, corta la piña en cubos, si decides agregar miel, tenla lista para usar.
Coloca todos los ingredientes en una licuadora, si tu licuadora tiene ajustes de velocidad comienza a baja velocidad para evitar salpicaduras.
Aumenta la velocidad hasta alcanzar la máxima potencia, mezcla hasta obtener una textura suave y homogénea. Si es necesario agrega agua de coco para ajustar la consistencia.

Prueba el jugo y ajusta según tus preferencias, si deseas un sabor más dulce agrega la miel y mezcla nuevamente.
Si prefieres una textura más suave, puedes colar el jugo utilizando un colador fino o una gasa, ten en cuenta que al colar podrías perder parte de la fibra.

Vierte el jugo en un vaso y sírvelo inmediatamente para disfrutarlo fresco y obtener todos los beneficios.

Frecuemcia de uso:

Prevención ocasional: Puedes incorporar este jugo a tu rutina de forma ocasional, como una medida de prevención, tomando 2-3 veces por semana.

Durante episodios de gripa: Si estás experimentando síntomas de gripa o sientes que estás en riesgo de enfermarte, puedes aumentar la frecuencia y tomar el jugo diariamente hasta que los síntomas mejoren.

Como suplemento nutricional regular: Si disfrutas del sabor del jugo y te beneficia, puedes incorporarlo a tu dieta como un suplemento nutricional regular, tomando 2-4 veces por semana.

Escucha a tu cuerpo: Presta atención a cómo responde tu cuerpo al jugo. Si te sientes bien y experimentas beneficios, puedes ajustar la frecuencia según tus necesidades.

Consulta a un profesional de la salud: Si estás tratando condiciones médicas específicas o estás tomando medicamentos, es recomendable consultar con un profesional de la salud antes de incorporar cambios significativos en tu dieta.

Recuerda que este jugo es un complemento y no debe reemplazar comidas completas y equilibradas, mantener una dieta variada y saludable, además de otras prácticas saludables, es clave para el bienestar general. Siempre escucha a tu cuerpo y ajusta la frecuencia de consumo según tus necesidades y metas de salud específicas.

JARABE RECONFORTANTE PARA LA TOS

Ingredientes:

1 cebolla morada
½ taza de miel cruda
3 limónes (jugo)
3 dientes de ajo
Un trocito de jengibre

Beneficios:

Cebolla morada: Contiene antioxidantes, como la quercetina, que pueden ayudar a combatir el estrés oxidativo en el cuerpo. Con propiedades antiinflamatorias que pueden ayudar a reducir la inflamación en las vías respiratorias.

Miel cruda: Tiene propiedades calmantes que ayudan a aliviar la irritación de la garganta, es antimicrobiana lo que puede ayudar a combatir infecciones.

Limón: Es una excelente fuente de vitamina C, que es conocida por fortalecer el sistema inmunológico.

Contiene antioxidantes que pueden ayudar a combatir el daño celular.

Ajo: Es conocido por sus propiedades antimicrobianas que pueden ayudar a combatir infecciones.

Tiene propiedades antiinflamatorias que ayudan a reducir la inflamación en las vías respiratorias.

Jengibre: Tiene propiedades antiinflamatorias que pueden ayudar a reducir la inflamación en el cuerpo, incluidas las vías respiratorias. Se ha utilizado tradicionalmente para aliviar las náuseas que pueden estar asociadas con la tos persistente.

Preparación:

Le quitamos la cascara a los dientes de ajo y los echamos en un tazon, rayamos el trocito de jengibre y lo agregamos al tazon junto a los dientes de ajo, tambien agregamos el jugo de limón, corta la cebolla morada en rodajas finas y agregalas tambien, por ultimo agrega la miel de modo que cubra la cebolla cortada totalmente.
Tapa el tazon y dejalo reposar toda la noche para que los ingredientes se integren correctamente. Una vez haya pasado el tiempo indicado ya esta lista la preparación.

Por ultimo cuela o filtra para eliminar todos los residuos y quede solo el jarabe, guardalo en un recipiente sellado para que no se escapen los nutrientes.

Guarda el jarabe en un lugar fresco para que no le de la luz del sol y se preserve de manera correcta.

Frecuencia de uso:

Adultos: Toma una cucharadita del jarabe cuando sea necesario para aliviar la tos, puedes repetir la dosis cada 4-6 horas según sea necesario.

Niños (consultar con un pediatra antes de administrar):
La dosis para niños suele ser menor que la de los adultos. Consulta con un pediatra para determinar la dosificación adecuada basada en la edad y el peso del niño. No se recomienda dar miel a niños menores de 1 año debido al riesgo de botulismo infantil.

JUGO DETOX PARA LIMPIAR Y FORTALECER LOS PULMONES

Ingredientes:

1 zanahoria
1 manzana
1 ramita de apio
1 taza de piña fresca
1 puñado de espinacas
1 trozo pequeño de jengibre fresco
1 limón (jugo)
Agua (la cantidad que desees)

Beneficios:

Zanahoria: Rica en beta-carotenos, que se convierten en vitamina A en el cuerpo. La vitamina A es esencial para la salud de las membranas mucosas en los pulmones y puede ayudar en la prevención de infecciones respiratorias.

Manzana: Aporta antioxidantes, especialmente vitamina C y polifenoles, que pueden tener propiedades antiinflamatorias, puede ayudar a reducir la inflamación en los pulmones.

Apio: Contiene flavonoides y antioxidantes que pueden ayudar a reducir la inflamación, además el apio tiene propiedades diuréticas que pueden ayudar en la eliminación de toxinas.

Piña: Rica en bromelina, una enzima que puede tener propiedades antiinflamatorias y ayudar a reducir la mucosidad en los pulmones. La vitamina C de la piña también es beneficiosa para la salud respiratoria.

Espinacas: Fuente de vitaminas y minerales, incluyendo vitamina A, vitamina C y magnesio, puede ayudar a fortalecer el sistema inmunológico y mejorar la función pulmonar.

Jengibre: Tiene propiedades antiinflamatorias y antioxidantes, puede ayudar a aliviar la congestión y mejorar la función pulmonar.

Limón: Rico en vitamina C, un antioxidante clave para la salud pulmonar. El limón también puede ayudar a aliviar la congestión y proporcionar un sabor refrescante al jugo.

Estos ingredientes se combinan para crear un jugo lleno de antioxidantes y nutrientes que pueden ayudar a promover la salud pulmonar y desintoxicar el organismo.

Preparación:

Lava y pela la zanahoria, lava y corta la manzana en trozos, asegurándote de quitar el corazón, corta la ramita de apio en trozos manejables, corta la piña en cubos. Lava las espinacas frescas, pela y corta un trozo pequeño de jengibre fresco, exprime el jugo de limón.

Coloca todos los ingredientes en una licuadora, si tu licuadora tiene ajustes de velocidad, comienza a baja velocidad para evitar salpicaduras.

Aumenta gradualmente la velocidad hasta alcanzar la máxima potencia. Mezcla hasta obtener una textura suave y homogénea. Puedes agregar un poco de agua si es necesario para facilitar la licuación.

Prueba el jugo y ajusta según tus preferencias, si deseas un sabor más ácido agrega más jugo de limón.

Si prefieres una textura más suave, puedes colar el jugo

utilizando un colador fino o una gasa, sin embargo ten en cuenta que al colar podrías perder parte de la fibra.

Vierte el jugo en un vaso y sírvelo inmediatamente para disfrutarlo fresco y obtener sus beneficios nutricionales.

Frecuencia de uso:

Prevención y mantenimiento: Puedes incorporar este jugo detox a tu rutina de forma ocasional como medida preventiva, tomando 2-3 veces por semana.

Durante periodos específicos: Si estás expuesto a factores ambientales que pueden afectar la salud pulmonar, como contaminantes o cambios estacionales, puedes considerar tomar el jugo más frecuentemente durante esos periodos.

Durante episodios de necesidad: Si experimentas síntomas respiratorios o te encuentras en una situación que pueda afectar la salud pulmonar, como resfriados, gripa o exposición al humo, podrías aumentar temporalmente la frecuencia, incluso tomando el jugo diariamente.

Como parte de una dieta variada: Si disfrutas del sabor y te beneficia, puedes incorporar este jugo a tu dieta regular, tomando 2-4 veces por semana.

Escucha a tu cuerpo: Presta atención a cómo responde tu cuerpo al jugo. Si te sientes bien y experimentas beneficios, puedes ajustar la frecuencia según tus necesidades.

Consulta a un profesional de la salud: Si tienes condiciones médicas, es recomendable consultar con un profesional de la salud.

JUGO DESINTOXICANTE PARA LIMPIAR TUS PULMONES

Ingredientes:

1 taza de papaya
1 taza de calabaza
1 trozito de jengibre
1-2 diente de ajo
Agua (opcional, para ajustar la consistencia).

Beneficios:

Papaya: Es rica en vitamina C, un antioxidante que puede ayudar a reducir la inflamación y promover la salud pulmonar. Contiene enzimas como la papaína, que pueden ayudar en la digestión y la absorción de nutrientes.

Calabaza: Es una excelente fuente de betacarotenos, que se convierten en vitamina A en el cuerpo, esencial para la salud pulmonar.
Contiene fibra lo que ayuda a la salud digestiva y puede tener efectos positivos en la inflamación.

Jengibre: Tiene compuestos con propiedades antiinflamatorias que pueden ser beneficiosos para la salud pulmonar.
Puede ayudar en la digestión y aliviar posibles molestias gastrointestinales.

Ajo: Tiene propiedades antimicrobianas que pueden ayudar a combatir infecciones respiratorias.
Contiene compuestos antiinflamatorios que pueden ser beneficiosos para la salud pulmonar.

Estos ingredientes se combinan para proporcionar una variedad de nutrientes y compuestos bioactivos que pueden ser beneficiosos para la salud pulmonar y respiratoria. Sin embargo, ten en cuenta que estos beneficios son generales y pueden variar según la salud y las condiciones individuales.

Preparación:

Pela y corta la papaya en cubos, haz lo mismo con la calabaza, pela el jengibre y córtalo en trozos pequeños, quitale la cascara al ajo.

Agrega la papaya, la calabaza, el jengibre y el ajo en la licuadora. Si prefieres un jugo más ligero puedes agregar agua según tu preferencia de consistencia.

Mezcla todos los ingredientes a alta velocidad hasta obtener una textura suave y homogénea, si es necesario ajusta la consistencia agregando más agua y licuando nuevamente.

Prueba el jugo y ajusta el sabor según tus preferencias, vierte el jugo en un vaso y sírvelo fresco. Puedes agregar hielo si lo prefieres.

Eso es todo ahora tienes un jugo que combina la dulzura de la papaya con la suavidad de la calabaza, el toque picante del jengibre y los posibles beneficios del ajo.

Disfruta de este nutritivo y refrescante jugo pulmonar para una vida saludable.

Frecuencia de uso:

Ocasionalmente: Puedes disfrutar de este jugo como parte de tu rutina de bebidas ocasionalmente, tal vez algunas veces a la semana, no es necesario consumirlo a diario, especialmente si ya tienes una dieta equilibrada y variada.

En momentos específicos: Puedes considerar tomar este jugo en momentos en los que desees un impulso adicional para la salud respiratoria, como durante cambios estacionales o cuando sientas la necesidad de fortalecer tu sistema inmunológico.

Escucha a tu cuerpo: Observa cómo responde tu cuerpo al consumo del jugo, si te sientes bien y notas beneficios, puedes incorporarlo de manera regular.
Si experimentas algún malestar o cambios inesperados, ajusta la frecuencia o la cantidad del jugo.

Variación en la dieta: Es beneficioso variar los alimentos y bebidas en tu dieta para asegurarte de obtener una amplia gama de nutrientes. Puedes alternar este jugo con otras opciones saludables.

Consulta con un profesional de la salud: Antes de realizar cambios significativos en tu dieta, especialmente si estás gestionando una condición médica, es aconsejable consultar con un profesional de la salud.
El profesional puede ofrecer orientación personalizada basada en tus necesidades y circunstancias médicas específicas.

Mantener una dieta equilibrada y un estilo de vida saludable es la clave para maximizar los beneficios para la salud.

JUGO PARA LA PREVENCIÓN DEL CÁNCER

Ingredientes:

1 taza de bayas mixtas (arándanos, moras, fresas)
1 zanahoria
1 taza de espinacas frescas
1 manzana verde
1 pepino
1 limón (jugo)
1 trozo pequeño de jengibre fresco
Agua (al gusto)

Beneficios:

Bayas Mixtas (arándanos, moras, fresas): Ricas en antioxidantes como antocianinas y vitamina C, los antioxidantes pueden ayudar a neutralizar los radicales libres, que se asocian con la prevención del cáncer.

Zanahoria: Contiene betacarotenos, que el cuerpo convierte en vitamina A, un antioxidante importante. La vitamina A es esencial para el mantenimiento de membranas mucosas saludables y puede tener propiedades anticancerígenas.

Espinacas: Fuente de antioxidantes, incluyendo vitamina C y betacarotenos, también proporciona ácido fólico y hierro, que son nutrientes esenciales para la salud general.

Manzana verde: Rica en compuestos fitoquímicos y fibra. La fibra puede tener beneficios para la salud digestiva y algunos fitoquímicos han mostrado tener propiedades anticancerígenas.

Pepino: Bajo en calorías y rico en agua, el pepino también proporciona vitamina K y varios antioxidantes, incluyendo quercetina.

Limón: Alta en vitamina C, un antioxidante clave, el limón también agrega sabor al jugo y puede ayudar en la digestión.

Jengibre: Tiene propiedades antiinflamatorias y antioxidantes, el jengibre puede ayudar a reducir la inflamación, que está relacionada con el desarrollo del cáncer.

Estos ingredientes se han seleccionado por sus propiedades antioxidantes y otros compuestos que se asocian con la prevención del cáncer. Recuerda que esta información es general y que la prevención del cáncer también está relacionada con otros factores de estilo de vida, como una dieta balanceada, ejercicio regular y hábitos saludables en general.

Preparación:

Pela la zanahoria y el pepino y cortalos en trozos pequeños, coloca las bayas mixtas, la zanahoria, las espinacas, la manzana verde, el pepino, el jugo de limón y el jengibre fresco en una licuadora.

Comienza a licuar a baja velocidad para descomponer los ingredientes y luego aumenta gradualmente la velocidad hasta alcanzar la máxima potencia, licua hasta obtener una mezcla suave y homogénea.

Prueba el jugo y ajusta según tus preferencias, si deseas un sabor más ácido, puedes agregar más jugo de limón.

Si prefieres una textura más suave, puedes colar el jugo

utilizando un colador fino o una gasa, ten en cuenta que al colar podrías perder parte de la fibra.

Vierte el jugo en un vaso y sírvelo inmediatamente para disfrutarlo fresco y obtener todos los beneficios nutricionales.

Frecuencia de uso:

Ocasionalmente: Puedes incorporar este jugo a tu rutina de forma ocasional como medida preventiva, tomando 2-3 veces por semana.

Durante periodos específicos: Si estás buscando fortalecer tus defensas antioxidantes o sientes que necesitas un impulso adicional, puedes tomar el jugo más frecuentemente durante esos periodos.

Como parte de una dieta variada: Si disfrutas del sabor y te beneficia, puedes incorporar este jugo a tu dieta regular, tomando 2-4 veces por semana.

Escucha a tu cuerpo: Presta atención a cómo responde tu cuerpo al jugo. Si te sientes bien y experimentas beneficios, puedes ajustar la frecuencia según tus necesidades.

Consulta a un profesional de la salud: Si tienes condiciones médicas específicas o estás tomando medicamentos, es recomendable consultar con un profesional de la salud antes de incorporar cambios significativos en tu dieta.

JUGO DETOX PARA LIMPIAR Y REVITALIZAR EL HÍGADO

Ingredientes:

1 remolacha
1 zanahoria
1 manzana verde
1 limón (jugo)
1 trozo pequeño de jengibre fresco
1 taza de hojas de diente de león (opcional)
1 taza de agua de coco (opcional)

Beneficios:

Remolacha: Rica en antioxidantes y betalaínas, que pueden ayudar en la desintoxicación del hígado, también contiene fibra que favorece la digestión.

Zanahoria: Contiene betacarotenos, que el cuerpo convierte en vitamina A. La vitamina A es esencial para la salud del hígado y su función desintoxicante.

Manzana verde: Aporta pectina, una fibra soluble que puede ayudar a eliminar toxinas del cuerpo, también contiene antioxidantes como la quercetina.

Limón: Rico en vitamina C, un antioxidante clave. El jugo de limón también puede estimular la producción de enzimas digestivas y ayudar en la desintoxicación.

Jengibre: Tiene propiedades antiinflamatorias y antioxidantes. El jengibre puede ayudar a mejorar la digestión y apoyar la función hepática.

Hojas de diente de león (opcional): Conocidas por sus

propiedades diuréticas y desintoxicantes, pueden ayudar en la eliminación de desechos y toxinas del hígado y los riñones.
Agua de Coco (Opcional): Hidratante y rica en electrolitos. Puede agregar sabor y ayudar a mantener el equilibrio de líquidos durante la desintoxicación.

Estos ingredientes se han seleccionado por sus propiedades detox y su capacidad para apoyar la salud del hígado.

Preparación:

Lava y pela la remolacha y la zanahoria, corta la remolacha, la zanahoria y la manzana verde en trozos manejables, pela y corta un trozo pequeño de jengibre fresco.
Coloca en la licuadora la remolacha, la zanahoria, la manzana verde, el jugo de limón y el jengibre fresco.

Comienza a licuar a baja velocidad para descomponer los ingredientes y luego aumenta gradualmente la velocidad hasta alcanzar la máxima potencia. Licua hasta obtener una mezcla suave y homogénea.
Si decides agregar hojas de diente de león, incorpóralas en el último momento y licua brevemente para mezclar.

Si prefieres una consistencia más líquida, agrega agua de coco y vuelve a licuar hasta obtener la textura deseada.
Prueba el jugo y ajusta según tus preferencias, puedes agregar más limón si prefieres un sabor más ácido.

Vierte el jugo en un vaso y sírvelo inmediatamente para disfrutarlo fresco y obtener todos los beneficios nutricionales.

Frecuencia de uso:

Programa de desintoxicación ocasional: Puedes incorporar este jugo a un programa de desintoxicación ocasional, tomando 2-3 veces por semana durante un período específico.

Mantenimiento del hígado: Para el mantenimiento regular de la salud del hígado, puedes considerar tomar el jugo 1-2 veces por semana.

Durante periodos de necesidad: Si sientes que tu hígado necesita un impulso adicional o después de períodos de excesos alimenticios o consumo de alcohol, podrías aumentar temporalmente la frecuencia, incluso tomando el jugo diariamente durante unos días.

Como parte de una dieta equilibrada: Si disfrutas del sabor y te beneficia, puedes incorporar este jugo a tu dieta regular, tomando 2-3 veces por semana como parte de una dieta equilibrada.

Escucha a tu cuerpo: Presta atención a cómo responde tu cuerpo al jugo. Si te sientes bien y experimentas beneficios, puedes ajustar la frecuencia según tus necesidades.

Consulta a un profesional de la salud: Si tienes condiciones médicas específicas o estás tomando medicamentos, es recomendable consultar con un profesional de la salud antes de incorporar cambios significativos en tu dieta.

JUGO PARA LIMPIAR EL HIGADO GRASO Y LOS RIÑONES

Ingredientes:

2 yogures naturales de 125 ml
1 taza de leche vegetal
½ de arandanos

Beneficios:

Yogur natural: Es una excelente fuente de probióticos, que son bacterias beneficiosas para el sistema digestivo, los probióticos pueden ayudar a mantener un equilibrio saludable de bacterias en el intestino y mejorar la salud digestiva.

Proporciona una fuente de proteínas, esenciales para la reparación y mantenimiento de tejidos.

Leche vegetal: Dependiendo del tipo de leche vegetal que elijas (almendra, soja, avena, etc.), puede proporcionar nutrientes como calcio, vitamina D y ácidos grasos saludables.

Muchas leches vegetales son naturalmente bajas en grasas saturadas, lo que puede ser beneficioso para la salud cardiovascular.

Arándanos: Son ricos en antioxidantes, como las antocianinas, que pueden ayudar a combatir el estrés oxidativo en el cuerpo.

Se ha sugerido que los arándanos tienen propiedades antiinflamatorias que pueden ser beneficiosas para la salud en general.

Estos ingredientes en conjunto pueden ofrecer una combinación de nutrientes y propiedades que podrían ser beneficiosas para la salud hepática y renal. Sin embargo es fundamental destacar que la limpieza del hígado y los riñones es un proceso complejo y que cualquier problema de salud significativo debe ser evaluado por un profesional médico. Además la alimentación saludable y la hidratación son prácticas esenciales para mantener la salud de estos órganos.

Preparacion:

Asegúrate de que los yogures estén a temperatura ambiente, lava bien los arándanos asegurandose de quitarles toda la suciedad.

En una licuadora coloca los dos yogures naturale, agrega la taza de leche vegetal, incorpora los arándanos a la licuadora. Licúa todos los ingredientes a alta velocidad hasta obtener una mezcla suave y homogénea.
Prueba el jugo y ajusta la consistencia o el sabor según tus preferencias, si deseas un sabor más dulce puedes añadir un poco de miel o jarabe de arce.

Vierte el jugo en vasos y sírvelo inmediatamente, puedes decorar los vasos con algunos arándanos adicionales o una rodaja de limón para un toque adicional.

Listo ahora tienes un jugo desintoxicante con yogur, leche vegetal y arándanos que puede ser una opción saludable y refrescante para tu higado y riñones.
Este jugo puede ser una alternativa nutritiva y sabrosa a otras bebidas menos saludables y con alto contenido calórico.

Frecuencia de uso:

Ocasionalmente: Puedes incorporar este jugo limpiqdor a tu rutina de forma ocasional, quizás 2-3 veces por semana, como parte de una dieta variada y equilibrada.

Como parte de una dieta equilibrada: Si encuentras que el jugo se ajusta bien a tu dieta y te gusta, puedes consumirlo como un complemento nutricional regular, por ejemplo 2-4 veces por semana.

Durante periodos de necesidad específica: Si estás trabajando específicamente en la gestión de la limpiza de tu higado y riñones, puedes considerar consumir este jugo con mayor regularidad durante un período específico.

Escucha a tu cuerpo: Presta atención a cómo responde tu cuerpo al jugo, si te sientes bien y experimentas beneficios, puedes ajustar la frecuencia según tus necesidades.

Consulta a un profesional de la salud: Si estás tratando condiciones médicas específicas o estás tomando medicamentos, es recomendable consultar con un profesional de la salud antes de incorporar cambios significativos en tu dieta.

Gracias a las propiedades de los ingredientes como el yogur, la leche vegetal y los arándanos son fuentes de nutrientes esenciales, como proteínas, calcio, vitamina D y antioxidantes. Estos nutrientes son importantes para el mantenimiento general de la salud, incluido el fortalecimiento de los huesos, la salud de la piel y la función inmunológica.

JUGO PARA ELIMINAR LOS PARASITOS

Ingredientes:

1 taza de papaya fresca
1 cucharadita de cúrcuma en polvo.
2 diente de ajo
1 rodaja fina de jengibre fresco
1 taza de agua.

Beneficios:

Papaya: Contiene enzimas como la papaína, que se cree tienen propiedades antiparasitarias al descomponer las capas protectoras de los parásitos en el sistema digestivo.
La fibra en la papaya puede ayudar a regular el sistema digestivo y promover la eliminación de toxinas.
Cúrcuma: Contiene curcumina, que ha mostrado propiedades antimicrobianas en estudios, se cree que puede tener un efecto inhibidor sobre algunos tipos de parásitos.
Ajo: Es conocido por contener alicina, un compuesto con propiedades antibacterianas y antiparasitarias.
Se ha asociado con la capacidad de combatir algunos tipos de parásitos intestinales.
Jengibre: Tiene propiedades antiinflamatorias y antimicrobianas que se han estudiado en relación con la salud digestiva.
Puede ayudar a reducir la inflamación y promover un ambiente menos favorable para los parásitos.

Los ingredientes como el ajo, la cúrcuma y el jengibre, se

asocian con propiedades antiparasitarias, se cree que estos componentes pueden ayudar a combatir ciertos tipos de parásitos.

Preparación:

Lava y pela la papaya cortándola en trozos, pela el ajo y corta una rodaja fina de jengibre para facilitar el licuado.

En una licuadora coloca la papaya, la cúrcuma, el ajo y el jengibre, agrega agua para una consistencia, mezcla todos los ingredientes hasta obtener un jugo suave y homogéneo.

Si prefieres un jugo más suave, puedes colar la mezcla para eliminar las fibras y obtener un líquido más claro, vierte el jugo en un vaso y sírvelo inmediatamente.

Frecuencia de uso:

Frecuencia diaria: Puedes consumir este jugo en días alternos o diariamente, especialmente si estás buscando beneficiarte de sus posibles propiedades desparasitantes.

En ayunas: Algunas personas prefieren tomar jugos desintoxicantes o desparasitantes en ayunas para aprovechar mejor sus beneficios potenciales, puedes considerar tomarlo por la mañana antes del desayuno.

Duración del consumo: La duración del consumo puede variar, algunas personas eligen realizar programas de desintoxicación por un período específico, pero es esencial escuchar a tu cuerpo y ajustar según sea necesario.

JUGO PARA COMBATIR LA GASTRISTIS

Ingredientes:

1 taza de papaya
1 manzana
2 cucharadas de linaza
1 taza de agua
1 cucharada de endulzante natural (opcional)

Beneficios:

Papaya: Contiene una enzima llamada papaína, que es conocida por sus propiedades digestivas, la papaína puede ayudar a descomponer las proteínas y facilitar la digestión, lo que podría aliviar la carga en el sistema digestivo.
Algunos estudios sugieren que los compuestos antioxidantes en la papaya como los carotenoides y flavonoides, pueden tener propiedades antiinflamatorias. Esto podría ayudar a reducir la inflamación en el revestimiento del estómago asociada con la gastritis.
Manzana: Es rica en fibra especialmente pectina, qu ayuda a mejorar la digestión y regular los movimientos intestinales también puede ayudar a proteger el revestimiento del estómago.
Contiene antioxidantes como flavonoides y polifenoles, que pueden ayudar a combatir el estrés oxidativo y la inflamación.
Linaza: Es una excelente fuente de fibra soluble, que puede ayudar a formar un gel en el estómago, proporcionando una capa protectora para el revestimiento del estómago.

Contiene ácidos grasos omega-3, que tienen propiedades antiinflamatorias y podrían ayudar a reducir la inflamación asociada con la gastritis.

Este batido proporciona una opción suave y fácil de digerir, lo cual es beneficioso para personas que pueden experimentar sensibilidad estomacal debido a la gastritis.
La combinación de estos ingredientes puede ofrecer una fuente de nutrientes esenciales y una forma suave de mantenerse hidratado, lo cual es crucial durante los episodios de gastritis.

Preparación:

Lava pela y corta la papaya y la manzana en trozos para facilitar el licuado.
En una licuadora agrega los trozos de papaya, la manzana y las cucharadas de linaza, vierte la taza de agua en la licuadora, mezcla todos los ingredientes hasta obtener un jugo suave y homogéneo.

Prueba el jugo y si es necesario agrega miel para endulzar según tu preferencia, la miel es opcional y puede omitirse si prefieres el jugo sin endulzar.
Si prefieres un jugo más suave puedes colar la mezcla para eliminar las fibras y obtener un líquido más claro.

Este jugo combina ingredientes conocidos por sus propiedades suavizantes y nutritivas, beneficiosas para quienes padecen gastritis. Sin embargo es esencial recordar que cada persona es única y puede responder de manera diferente a los alimento, siempre presta atención a cómo reacciona tu cuerpo y ajusta la cantidad según tu gusto.

Frecuencia de uso:

Ocacionalmente: Puedes considerar tomar este jugo diariamente o en días alternos, especialmente si estás buscando los posibles beneficios asociados con los ingredientes para aliviar la gastritis.

En Ayunas o entre comidas: Algunas personas prefieren tomar jugos nutritivos en ayunas o entre comidas para facilitar la digestión y aprovechar mejor los nutrientes.

Escucha a tu cuerpo: Observa cómo tu cuerpo responde al jugo, si te sientes bien y experimentas alivio de los síntomas de la gastritis, puedes continuar con la frecuencia elegida. Si experimentas malestar o irritación puedes ajustar la frecuencia o consultar a un profesional de la salud.

Como parte de una dieta balanceada: Recuerda que este jugo es solo una parte de tu dieta, es esencial mantener una dieta balanceada y variada que incluya una gama de alimentos saludables para garantizar la ingesta adecuada de nutrientes.

Consultar con un profesional de la salud: Antes de realizar cambios significativos en tu dieta, especialmente si padeces gastritis u otras condiciones digestivas, es recomendable consultar con un profesional de la salud. Ellos podrán proporcionarte orientación específica según tus necesidades y situación médica.

En general la clave está en la moderación y la observación de cómo tu cuerpo responde. Cada persona es única y lo que funciona para una persona puede no ser igualmente adecuado para otra.

JUGO ANTIINFLAMATORIO PARA LA GASTRITIS

Ingredientes:

1 zanahoria
2 cucharadas gel de sábila o aloe vera
1 taza se agua
1 cucharada de endulzante natural (opcional)

Beneficios:

Zanahoria: son ricas en beta-carotenos que el cuerpo puede convertir en vitamina A. Esencial para la salud del revestimiento del estómago y puede contribuir a la reparación de tejidos.

La fibra en las zanahorias ayuda a mantener la regularidad intestinal y proporcionar un alivio suave a la digestión.

Gel de sábila o aloe vera: Contiene compuestos con propiedades antiinflamatorias que pueden ayudar a reducir la inflamación en el estómago asociada con la gastritis.

El gel de sábila puede tener efectos calmantes y aliviar la irritación del tracto gastrointestinal. Se ha sugerido que el aloe vera podría tener propiedades cicatrizantes, lo que podría ser beneficioso para el revestimiento del estómago.

Aunque estos ingredientes pueden tener beneficios potenciales para algunas personas con gastritis, la tolerancia individual puede variar. Es recomendable introducir nuevos ingredientes gradualmente y observar cómo responde tu cuerpo.

Preparación:

Lava y pela la zanahoria, corta la zanahoria en trozos para facilitar la licuado, si estás utilizando una hoja de sábila asegúrate de extraer el gel puro de su interior, si tienes gel de sábila comprado, mide las dos cucharadas.

En una licuadora agrega los trozos de zanahoria y las dos cucharadas de gel de sábila, si prefieres un jugo más diluido puedes agregar una pequeña cantidad de agua, licua todos los ingredientes hasta obtener un jugo suave y homogéneo.
Prueba el jugo y si es necesario ajusta la consistencia o el sabor según tus preferencias.

Si prefieres un jugo más suave puedes colar la mezcla para obtener un líquido más claro, aunque tenga en cuenta que parte de la fibra se va a perder en el proceso.
Vierte el jugo en un vaso y sírvelo inmediatamente para aprovechar todos los nutrientes.

Este jugo combina la suavidad de la zanahoria con las propiedades antiinflamatorias y calmantes de la sábila, lo que podría ser beneficioso para algunas personas que buscan alivio de los síntomas de la gastritis.

Frecuencia de uso:

Diariamente: Puedes considerar tomar este jugo diariamente o en días alternos, especialmente si estás buscando los posibles beneficios asociados con los ingredientes para aliviar la gastritis.

En Ayunas o Entre Comidas: Algunas personas prefieren

tomar jugos nutritivos en ayunas o entre comidas para facilitar la digestión y aprovechar mejor los nutrientes.

Escucha a tu cuerpo: Observa cómo tu cuerpo responde al jugo, si te sientes bien y experimentas alivio de los síntomas de la gastritis, puedes continuar con la frecuencia elegida. Si experimentas malestar o irritación puedes ajustar la frecuencia o consultar a un profesional de la salud.

Como parte de una dieta balanceada: Recuerda que este jugo es solo una parte de tu dieta, es esencial mantener una dieta balanceada y variada que incluya una gama de alimentos saludables para garantizar la ingesta adecuada de nutrientes.

Consultar con un profesional de la salud: Antes de realizar cambios significativos en tu dieta, especialmente si padeces gastritis u otras condiciones digestivas, es recomendable consultar con un profesional de la salud. Ellos podrán proporcionarte orientación específica según tus necesidades y situación médica.

Observa cómo tu cuerpo responde, cada persona es única y lo que funciona para una persona puede no ser igualmente adecuado para otra.

JUGO PARA FORTALECER LOS HUESOS

Ingredientes:

1 taza de leche (vaca, de almendras, la que mas te guste)
1 platano o banano maduro
2 cucharadas de cascara de huevo en polvo
1 puñado de hojas de espinaca
½ taza de fresas

Beneficios:

Leche: Es una excelente fuente de calcio, un mineral esencial para la formación y fortalecimiento de los huesos. También proporciona vitamina D, necesaria para la absorción eficiente del calcio.

Plátano o banano maduro: Son ricos en potasio que desempeña un papel en el mantenimiento de la densidad ósea y la salud general de los huesos.

Cáscara de huevo: Es una fuente concentrada de calcio y otros minerales, proporcionando nutrientes esenciales para la salud ósea.

Hojas de espinaca: Contienen calcio, vitamina K y magnesio. La vitamina K es esencial para la formación de proteínas que mantienen la densidad ósea, y el magnesio contribuye al metabolismo del calcio.

Fresas: Son ricas en vitamina C, que es necesaria para la formación de colágeno, una proteína esencial para la estructura ósea. También contienen manganeso, que puede desempeñar un papel en el desarrollo y mantenimiento óseo.

La combinación de calcio, vitamina D, potasio, vitamina K y otros minerales esenciales en estos ingredientes proporciona un enfoque integral para fortalecer los huesos. Los nutrientes presentes en estos ingredientes trabajan sinérgicamente para apoyar la salud ósea, desde la absorción del calcio hasta la formación de tejido óseo.

Preparación:

Si no tienes cáscara de huevo en polvo, puedes prepararla lavando y secando las cáscaras de huevo, luego triturándolas hasta obtener un polvo fino.

En una licuadora agrega la leche de tu preferencia, el plátano cortado en trozos, la cáscara de huevo en polvo, las hojas de espinaca y las fresas.
Licua todos los ingredientes hasta obtener una mezcla suave y homogénea, puedes ajustar la consistencka agregandole mas leche si deseas.

Prueba el batido y ajusta la consistencia o el sabor según tus preferencias, vierte el batido en un vaso y sírvelo inmediatamente para aprovechar todos los nutrientes.

Importante destacar que aunque estos ingredientes pueden ser beneficiosos para la salud ósea, la dieta general, el ejercicio y otros factores de estilo de vida también desempeñan un papel crucial.
Recuerda que este batido es parte de una dieta balanceada y no debe ser el único componente de tu alimentación, una dieta variada y equilibrada, junto con una buena ingesta de calcio, vitamina D y otros nutrientes esenciales, contribuirá al mantenimiento de la salud ósea.

Frecuencia de uso:

Diariamente: Puedes considerar tomar este batido diariamente o en días alternos para asegurar una ingesta regular de nutrientes esenciales para la salud ósea.

Como suplemento nutricional: Si estás utilizando el batido como un suplemento nutricional para fortalecer tus huesos, podrías integrarlo en tu rutina diaria.

Escucha a tu cuerpo: Presta atención a cómo responde tu cuerpo, si te sientes bien y no experimentas molestias digestivas, puedes ajustar la frecuencia según tus preferencias.

Consultar con un profesional de la salud: Si tienes condiciones médicas preexistentes, especialmente relacionadas con la salud ósea, es aconsejable consultar con un profesional de la salud, ellos podrán ofrecer orientación específica según tus necesidades individuales.

Como siempre es recomendable buscar asesoramiento médico antes de realizar cambios significativos en tu dieta, especialmente si tienes condiciones médicas preexistentes o estas tomando medicamentos.

Este batido proporciona una alternativa natural y nutritiva a los suplementos vitamínicos, permitiendo que tu cuerpo obtenga nutrientes de fuentes alimentarias integrales.

La combinación de ingredientes proporciona una variedad de nutrientes, lo que podría ayudar a satisfacer diversas necesidades nutricionales.

JUGO PARA COMBATIR LA ANEMIA

Ingredientes:

2 zanahorias
1 puñado de espinacas
1 limon grande
1 remolacha (betabel)
1 manzana
Unas hojitas de menta
Agua (para ajustar la consistencia)

Beneficios:

Zanahorias: Son ricas en betacarotenos, que se convierten en vitamina A en el cuerpo, que es esencial para la salud de la sangre y puede ayudar en la prevención de la anemia.

Espinacas: Son una excelente fuente de hierro y ácido fólico, ambos nutrientes esenciales para la formación de glóbulos rojos y la prevención de la anemia.

Limón: Es rico en vitamina C, que mejora la absorción de hierro presente en las plantas (como el hierro de las espinacas y la remolacha), ayudando así a combatir la anemia.

Remolacha (Betabel): Es una fuente de hierro y ácido fólico, esenciales para la producción de hemoglobina y prevención de la anemia.

Manzana: Aportan vitamina C y hierro no hemo, la vitamina C mejora la absorción del hierro no hemo y contribuye a la formación de glóbulos rojos.

Menta: Ayudar en la digestión mejorando la absorción de nutrientes, incluyendo el hierro, y promoviendo la salud general del sistema digestivo.

Este jugo combina ingredientes ricos en hierro, ácido fólico y vitamina C, elementos esenciales para prevenir y tratar la anemia. La combinación de nutrientes ayuda a mejorar la absorción del hierro y a promover la producción de glóbulos rojos.

Preparación:

Pela las zanahorias y cortalas en trozos, igual que la remolacha y la manzana, exprime el jugo de limón, lava las espinacas y las hojitas de menta.

En una licuadora, agrega las zanahorias, espinacas, el jugo de limón, la remolacha, la manzana y las hojitas de menta, agrega agua en cantidad suficiente para ajustar la consistencia del jugo según tu preferencia.

Licua todos los ingredientes hasta obtener un jugo suave y homogéneo, prueba el jugo y ajusta la acidez o la consistencia según tus preferencias.

Si prefieres un jugo más suave puedes colar la mezcla para obtener un líquido más claro, pero recuerda que parte de la fibra se perdera. Vierte el jugo en un vaso y sírvelo inmediatamente.

Este jugo combina ingredientes ricos en nutrientes esenciales para combatir la anemia. Sin embargo siempre es recomendable consultar con un profesional de la salud antes de realizar cambios significativos en tu dieta, especialmente si tienes condiciones médicas preexistentes.

Frecuencia de uso:

Diariamente: Puedes considerar tomar este jugo diariamente o en días alternos para aprovechar los nutrientes que aporta, especialmente si estás buscando abordar la anemia.

Como suplemento nutricional: Si estás utilizando el jugo como un suplemento nutricional para combatir la anemia, podrías integrarlo en tu rutina diaria.

Escucha a tu cuerpo: Presta atención a cómo responde tu cuerpo, si te sientes bien y no experimentas molestias digestivas puedes ajustar la frecuencia según tus preferencias.

Como parte de una dieta balanceada: Este jugo es una adición nutricional y debe considerarse como parte de una dieta balanceada y variada.

Consultar con un profesional de la salud: Si estás abordando específicamente la anemia u otras condiciones de salud, es aconsejable consultar con un profesional de la salud, ellos podrán ofrecer orientación personalizada sobre la frecuencia de consumo.

Recuerda que la variedad en la dieta es clave para obtener una amplia gama de nutrientes esenciales. Además, es importante tener en cuenta que este jugo no debe reemplazar comidas completas, sino complementarlas.

JUGO PARA LOS DOLORES MUSCULARES Y DE ARTICULACIONES

Ingredientes:

1 curcuma mediana
3 tallos de apio
1 manzana verde
1 taza de arandanos azules
Agua (para ajustar la consistencia)

Beneficios:

Cúrcuma: Contiene curcumina, un compuesto con propiedades antiinflamatorias que pueden ayudar a reducir la inflamación y aliviar los dolores musculares y articulares.

Apio: Contiene compuestos como los flavonoides y antioxidantes con propiedades antiinflamatorias, lo que puede ser beneficioso para reducir la inflamación en las articulaciones.

Manzana verde: Contienen quercetina, un antioxidante que puede tener propiedades antiinflamatorias y contribuir al alivio de dolores musculares y articulares.

Arándanos azules: Son ricos en antioxidantes, especialmente antocianinas, que tienen propiedades antiinflamatorias y pueden ayudar a reducir el dolor asociado con la inflamación.

Estos ingredientes proporciona una sinergia de compuestos antiinflamatorios y antioxidantes, que trabajando en conjunto alivia los dolores musculares y de articulaciones.

Preparación:

Pela y pica la cúrcuma, lava y corta los tallos de apio en trozos manejables, lava y corta la manzana verde en trozos, eliminando el corazón y las semillas, asegúrate de que los arándanos azules estén bien lavados.

En una licuadora coloca todos los ingredientes preparados, licua los ingredientes hasta obtener un jugo suave y homogéneo. Si es necesario puedes añadir un poco de agua para lograr la consistencia deseada.

Puedes optar por colar el jugo si prefieres una textura más fina, aunque mantener la pulpa puede proporcionar más fibra y nutrientes.

Prueba el jugo y ajusta según tus preferencias, si es necesario puedes añadir un poco de miel o jarabe de arce para endulzar, vierte el jugo en un vaso y sírvelo inmediatamente para aprovechar todos los nutrientes.

Es importante recordar que este jugo es parte de una estrategia general para el bienestar y puede tener beneficios adicionales para la salud debido a la presencia de antioxidantes y nutrientes esenciales.

Frecuencia de uso:

Diariamente: Puedes considerar tomar este jugo diariamente o en días alternos, especialmente si estás buscando los posibles beneficios asociados con los ingredientes para los dolores musculares.

En ayunas o entre comidas: Algunas personas prefieren tomar jugos nutritivos en ayunas o entre comidas para facilitar la digestión y aprovechar mejor los nutrientes.

Escucha a tu cuerpo: Observa cómo tu cuerpo responde al jugo, si te sientes bien y experimentas alivio musculares o de articulaciones, puedes continuar con la frecuencia elegida. Si experimentas malestar o irritación puedes ajustar la frecuencia o consultar a un profesional de la salud.

Como parte de una dieta balanceada: Recuerda que este jugo es solo una parte de tu dieta, es esencial mantener una dieta balanceada y variada que incluya una gama de alimentos saludables para garantizar la ingesta adecuada de nutrientes.

Consultar con un profesional de la salud: Antes de realizar cambios significativos en tu dieta, especialmente condiciones, es recomendable consultar con un profesional de la salud. Ellos podrán proporcionarte orientación según tus necesidades y situación médica.

Observa cómo tu cuerpo responde, cada persona es única y lo que funciona para una persona puede no ser igualmente adecuado para otra.

JUGO NUTRITIVO PARA LA CALCIFICACION DE LOS HUESOS

Ingredientes:

1 Banano
½ taza de almendras
250 ml de leche de soja
½ cucharada de canela en polvo (opcional)

Beneficios:

Banano: Contiene potasio importante para la regulación del equilibrio ácido-base en el cuerpo, lo que contribuye a la salud ósea. Además, el potasio contrarresta la pérdida de calcio en la orina.

Tiene vitamina K, que participa en la síntesis de proteínas óseas, mejorando la mineralización y fortaleza de los huesos.

Tambien contiene magnesio y vitamina D, que colabora en la absorción y retención de calcio en los huesos y facilita la absorción de calcio en el intestino, fortaleciendo así los huesos.

Almendras: Contiene calcio, fundamental para la mineralización ósea y la prevención de la pérdida de densidad ósea.

Cuenta con magnesio, que trabaja sinérgicamente con el calcio para mantener los huesos fuertes y prevenir la osteoporosis.

Tambien tiene fósforo y vitamima E, que ayuda a la formación de los huesos, contiene antioxidantes, protege las células óseas y ayuda a reducir la inflamación.

Leche de soja: Contiene calcio, vital para la mineralización y densidad ósea, previniendo la osteoporosis.

Con vitamina D, que Mejora la absorción de calcio y tiene un papel crítico en la regulación del metabolismo óseo. Con proteinas esenciales para la estructura ósea y la reparación de tejidos conectivos.

Tiene ácidos grasos omega-3, que contribuyen a la salud ósea al modular la inflamación y mejorar la densidad mineral.

Canela en polvo (opcional): Con propiedades antiinflamatoria que ayuda a reducir la inflamación en las articulaciones y tejidos óseos, promoviendo la salud general de los huesos. Tiene antioxidantes que combaten el estrés oxidativo, protegiendo las células óseas y previniendo el daño.

Este jugo, al combinar estos ingredientes, proporciona una variedad de nutrientes esenciales que trabajan en conjunto para fortalecer los huesos, mejorar la mineralización ósea y reducir la inflamación, contribuyendo así a una salud ósea óptima.

Preparación:

Si no has remojado las almendras puedes hervirlas en agua durante 2-3 minutos para ablandarlas, luego escúrrelas y retira la piel. Pela el banano y córtalo en trozos, si no has remojado las almendras retirales la cascara.

Coloca el banano, las almendras y la leche de soja en una licuadora, agrega la canela en polvo si decides incluirla.

Licua los ingredientes a velocidad alta hasta obtener una mezcla suave y homogénea, puedes ajustar la cantidad de leche de soja según la consistencia deseada.

Prueba el jugo y ajusta la canela o el contenido de leche de soja según tu preferencia, vierte el jugo en un vaso y sírvelo inmediatamente para aprovechar los nutrientes.

Disfruta de este jugo para los huesos beneficiándote de los nutrientes esenciales para la salud ósea.

Frecuencia de uso:

Frecuencia semanal: Puedes considerar tomar el jugo para los huesos de 2 a 3 veces por semana.
Esto proporcionará beneficios nutricionales sin excederte en el consumo de ciertos nutrientes.

Ajuste según necesidades personales: La frecuencia puede variar según tu edad, nivel de actividad física, salud general y otras consideraciones individuales.
Si tienes preocupaciones específicas sobre la salud ósea o estás bajo la supervisión de un profesional de la salud, sigue sus recomendaciones.

Escucha a tu cuerpo: Presta atención a cómo responde tu cuerpo al jugo, si experimentas algún malestar gastrointestinal o cambios inesperados, ajusta la frecuencia o la cantidad.

Recuerda que aunque el jugo puede ser una adición saludable a tu dieta, es crucial mantener un enfoque integral para la salud ósea. Esto incluye una ingesta adecuada de calcio, vitamina D, magnesio, ejercicio regular y otros factores de estilo de vida saludable.

JUGO PARA DESINFLAMAR EL COLON

Ingredientes:

2 zanahorias
1 mandarina (jugo)
Agua (para ajustar la consistencia)

Beneficios:

Zanahorias: Son una excelente fuente de fibra, tanto soluble como insoluble, la fibra es esencial para el funcionamiento saludable del sistema digestivo y puede ayudar a prevenir o aliviar el estreñimiento.

Las zanahorias son ricas en beta-carotenos, que el cuerpo convierte en vitamina A. La vitamina A es conocida por sus propiedades antiinflamatorias y puede ser beneficiosa para el revestimiento del tracto digestivo.

Contienen antioxidantes como las flavonoides, que pueden ayudar a reducir la inflamación y proteger contra el estrés oxidativo.

Mandarina: Son una excelente fuente de vitamina C, un antioxidante que puede ayudar a reducir la inflamación y apoyar la salud del sistema inmunológico.

El jugo de mandarina puede proporcionar fibra soluble, que puede ayudar a suavizar las heces y facilitar el movimiento a través del sistema digestivo.

El contenido de agua en el jugo de mandarina ayuda a mantener la hidratación, lo cual es esencial para el funcionamiento adecuado del sistema digestivo.

Ambos ingredientes son bajos en grasa y fáciles de digerir, lo que puede ser beneficioso para aquellos que experimentan inflamación en el colon.
La combinación de fibra y antioxidantes en estos ingredientes puede ayudar a mantener la salud digestiva.

Preparación:

Lava y pela las zanahorias, cortalas en trozos mas pequeños para facilitar el licuado, exprime el jugo de una mandarina fresca, asegúrate de eliminar las semillas y la pulpa para una textura más suave.

En una licuadora, agrega los trozos de zanahoria y el jugo de mandarina.
Licua los ingredientes hasta obtener una mezcla suave, si la mezcla está demasiado espesa, puedes agregar un poco de agua para ajustar la consistencia a tu preferencia.

Si prefieres un jugo más refinado, puedes colar la mezcla usando un colador fino o una gasa para eliminar pulpas y fibras adicionales.
Prueba el jugo y ajusta la consistencia según tu preferencia, si es necesario puedes agregar más jugo de mandarina o agua.

Sirve el jugo en un vaso, agrega hielo si prefieres una bebida más refrescante.

Disfruta de tu jugo desinflamante para el colon, aprovechando los beneficios de los nutrientes presentes en las zanahorias y las mandarinas.

Frecuencia de uso:

Diariamente: Como con cualquier cambio en la dieta, es recomendable comenzar con moderación para observar cómo responde tu cuerpo al jugo.
Puedes comenzar con 2-3 veces por semana y ajustar según sea necesario.

Escucha a tu cuerpo: Presta atención a cómo te sientes después de tomar el jugo, si experimentas malestar gastrointestinal o algún otro síntoma inusual, ajusta la frecuencia o la cantidad.

Parte de una dieta equilibrada: El jugo no debe reemplazar comidas completas. Es mejor incorporarlo como parte de una dieta equilibrada que incluya una variedad de alimentos
nutritivos.

Variedad: Varía tus fuentes de nutrientes, incluyendo diferentes frutas, verduras y otros alimentos ricos en fibra y antioxidantes, para mantener una dieta equilibrada.

Consultar con un Profesional de la Salud: Si tienes condiciones de salud específicas o estás bajo tratamiento médico, es recomendable consultar con un profesional de la salud antes de realizar cambios significativos en tu dieta.

Recuerda que la desinflamación del colon y la salud digestiva no dependen únicamente de un alimento o jugo. Es importante mantener un estilo de vida saludable, que incluya una dieta equilibrada, ejercicio regular y una buena hidratación.

JUGO INMUNOLÓGICO PARA SUBIR LAS DEFENSAS

Ingredientes:

1 naranja
1 zanahoria
1 trozo de jengibre
1 manzana
1/2 limón
1 puñado de espinacas
Agua (según la preferencia de consistencia)

Beneficios:

Naranja: Rico en vitamina C, un antioxidante que puede ayudar a fortalecer el sistema inmunológico y proteger contra enfermedades.

Zanahoria: Fuente de beta-caroteno, un antioxidante que se convierte en vitamina A en el cuerpo, es esencial para la salud de la piel y puede fortalecer el sistema inmunológico.

Jengibre: Posee propiedades antiinflamatorias que pueden ayudar a reducir la inflamación y fortalecer la respuesta inmunológica.

Manzana: Rica en fibra, que es beneficiosa para la salud digestiva, y contiene vitamina C, otro refuerzo para el sistema inmunológico.

Limón: Una excelente fuente de vitamina C, que puede ayudar a aumentar la inmunidad y aportar un sabor refrescante al jugo.

Espinacas: Contiene hierro y ácido fólico, nutrientes

importantes para la salud sanguínea, rica en vitaminas A y C.

Además de los beneficios nutricionales, este jugo tiene un sabor refrescante y variado debido a la combinación de los ingredientes, lo que puede hacer que sea más agradable incorporar nutrientes esenciales en tu dieta.

Preparación:

Pela la naranja y el limón, lava bien la zanahoria, la manzana y las espinacas, corta la naranja, la zanahoria, la manzana y el jengibre en trozos pequeños para facilitar el licuado.
Coloca todos los ingredientes cortados en una licuadora, exprime el jugo de medio limón en la licuadora. Agrega agua según tu preferencia, puedes empezar con 1 taza y ajustar según sea necesario.

Mezcla todos los ingredientes hasta obtener un jugo suave y homogéneo, este proceso puede tomar unos minutos dependiendo de la potencia de tu licuadora.

Vierte el jugo en un vaso, puedes decorar con una rodaja de naranja o limón en el borde del vaso si lo deseas.
Bebe el jugo inmediatamente para aprovechar al máximo los nutrientes frescos.

Este jugo no solo es delicioso sino que también está lleno de nutrientes beneficiosos para el sistema inmunológico. ¡Espero que lo disfrutes! Recuerda que la frescura de los ingredientes y la higiene durante la preparación son fundamentales para obtener los máximos beneficios.

Frecuencia de uso:

Ocasionalmente: Si estás utilizando el jugo como un complemento ocasional para aumentar tu consumo de nutrientes, puedes tomarlo un par de veces a la semana.

Diariamente: Si estás buscando un impulso más consistente para tu sistema inmunológico, podrías considerar tomar el jugo diariamente, pero en cantidades moderadas.

Escucha a tu cuerpo: Presta atención a cómo reacciona tu cuerpo. Si experimentas algún malestar gastrointestinal o tienes alguna preocupación específica, reduce la frecuencia o consulta a un profesional de la salud.

Parte de una dieta equilibrada: Recuerda que el jugo debe ser parte de una dieta equilibrada y no debe sustituir comidas completas. Es importante obtener una variedad de nutrientes de diversas fuentes alimenticias.

Variedad en tu dieta: Además de este jugo, asegúrate de consumir una amplia variedad de alimentos saludables para garantizar una ingesta equilibrada de nutrientes.

Es importante destacar que estos beneficios son parte de una dieta equilibrada y que el jugo debe ser considerado como un complemento, no como un sustituto de alimentos completos. Además, los efectos pueden variar según la salud y las necesidades individuales. Siempre es aconsejable consultar a un profesional de la salud antes de realizar cambios significativos en la dieta, especialmente si tienes condiciones médicas específicas.

JUGO FORTALECEDOR PARA IMPULSAR TUS DEFENSAS

Ingredientes:

1 taza de piña fresca
1 taza de mango fresco
1/2 taza de leche de coco (sin azúcar)
Hielo (opcional)

Beneficios:

Piña: Es rica en vitamina C, un antioxidante clave que apoya la salud inmunológica, ayuda en la absorción de hierro y contribuye a la salud de la piel.
Contiene bromelina, una enzima que puede ayudar en la digestión y tiene propiedades antiinflamatorias.
Mango: Es una excelente fuente de vitaminas A y C, beneficiosas para la salud de la piel, la visión y el sistema inmunológico.
Contiene fibra lo que favorece la salud digestiva y puede ayudar a mantener niveles estables de azúcar en la sangre.
Leche de coco: Proporciona ácidos grasos saludables, que pueden ser beneficiosos para la salud cardiovascular y el cerebro.
Es rica en minerales como manganeso, potasio y magnesio, que son esenciales para diversas funciones del cuerpo.
Hielo (opcional): Agregar hielo no solo mejora la frescura del jugo, sino que también puede proporcionar una sensación refrescante, especialmente en climas cálidos.

Preparación:

Corta la piña y el mango en trozos manejables, asegúrate de tener la leche de coco lista.

Coloca los trozos de piña y mango en la licuadora., vierte la leche de coco sobre la fruta en la licuadora.
Mezcla a alta velocidad hasta obtener una mezcla suave y homogénea.

Si lo prefieres agrega hielo a la licuadora y mezcla nuevamente para obtener una textura más fresca, prueba el jugo y ajusta según tus preferencias. Puedes agregar más leche de coco si deseas una consistencia más cremosa o más hielo para mayor frescura.

Vierte en un vaso y si lo deseas decora con trozos adicionales de piña o mango.

Frecuencia de uso:

Ocasionalmente: Puedes disfrutar de este jugo como una ocasional indulgencia o como una alternativa refrescante a otras bebidas.

Diariamente: Si disfrutas de la frescura de este jugo, puedes incorporarlo a tu plan general de hidratación, asegúrate de mantener una ingesta equilibrada de agua y otros líquidos.

En días calurosos o después de ejercicio: Este jugo puede ser especialmente refrescante en días calurosos o después de hacer ejercicio, en estos casos puede ser disfrutado más frecuentemente.

Considera tu ingesta total de calorías y azúcares: Ten en cuenta la cantidad total de calorías y azúcares en tu dieta, ya que los jugos, incluso los naturales pueden contener calorías adicionales. Si estás controlando tu ingesta calórica o de azúcares ajusta la frecuencia en consecuencia.

Consultar con un profesional de la salud: Si tienes condiciones médicas específicas, como diabetes es recomendable consultar con un profesional de la salud para determinar la frecuencia adecuada de coñnsumo.

Este jugo no solo es una deliciosa mezcla tropical, sino que también aporta una variedad de nutrientes esenciales, como con cualquier alimento o bebida, disfruta este jugo como parte de una dieta equilibrada.

En general aunque este jugo es nutritivo es importante recordar que la variedad en la dieta es clave. No debes depender únicamente de jugos para satisfacer todas tus necesidades nutricionales, combina el jugo con una dieta equilibrada que incluya una variedad de alimentos.

CONCLUSIÓN

Los jugos medicinales ofrecen una ventana fascinante hacia el poder curativo de la naturaleza y la nutrición. A lo largo de este libro hemos explorado una amplia gama de recetas que no solo satisfacen el paladar, sino que también nutren el cuerpo y apoyan la salud de diversas maneras.

Desde jugos para fortalecer el sistema inmunológico hasta aquellos diseñados para desinflamar el cuerpo, hemos descubierto cómo ingredientes simples y accesibles pueden convertirse en el elixir de la salud. Cada receta cuenta una historia de bienestar, respaldada por siglos de sabiduría tradicional y la ciencia moderna.

Al incorporar estos jugos medicinales en tu rutina diaria, te invito a abrazar un enfoque proactivo hacia tu salud. Estas mezclas vibrantes son más que solo bebidas; son una invitación a cuidar de ti mismo, a descubrir el equilibrio entre la nutrición y el deleite, y a embarcarte en un viaje hacia una vida más saludable y plena.

Que estas recetas se conviertan en herramientas valiosas en tu búsqueda de bienestar, recordándote que la curación puede ser deliciosa y que cada sorbo es una inversión en tu salud a largo plazo. ¡Salud y felicidades a tu camino hacia una vida más saludable!